La chirurgie cœlioscopique

Médecine à travers les siècles

Collection dirigée par le Docteur Xavier Riaud

L'objectif de cette collection est de constituer « une histoire grand public » de la médecine ainsi que de ses acteurs plus ou moins connus, de l'Antiquité à nos jours.
Si elle se veut un hommage à ceux qui ont contribué au progrès de l'humanité, elle ne néglige pas pour autant les zones d'ombre ou les dérives de la science médicale.
C'est en ce sens que – conformément à ce que devrait être l'enseignement de l'histoire –, elle ambitionne une « vision globale » et non partielle ou partiale comme cela est trop souvent le cas.

Dernières parutions

Wies DULFER, *Ethnomédecine et soins oculaires modernes au Tchad. Une croisade contre la cécité*, 2025.
Xavier RIAUD, *Histoire de la dentisterie vétérinaire*, 2025.
Xavier RIAUD, *Histoires de l'art dentaire*, 2025.
Patrick Albert POGNANT, *René Crevel. À poumons perdus*, 2025.
Georges TRAVERT, Aleksander EDELMAN, et Isabelle SERMET-GAUDELUS, *La fatalité de la mucoviscidose sera-t-elle vaincue ? Histoire et succès*, 2024.
Patrice PINET, *Christoph Wilhelm Hufeland, hygiéniste, professeur de médecine et premier médecin à la cour de Prusse. 1762-1836*, 2024.
Françoise GUILLON-METZ, *Des diabétiques célèbres. De l'Antiquité à nos jours*, 2024.
Xavier RIAUD, *Expérimentations nazies bucco-dentaires. Éthique médicale et histoire*, 2024.
Mathilde HAGELSTEIN, *Henri Petit, dentiste nancéien pendant la Grande Guerre*, 2024.
Michel A. GERMAIN, *Cancers et reconstructions médico-chirurgicales à travers les siècles*, 2024.
Xavier RIAUD, *Cowboys, Indiens et... dentistes. Une autre façon de voir le Far West*, 2024.
Patrick Albert POGNANT, *Joë Bousquet. Histoire d'un calvaire médical*, 2024.

Hubert Johanet

La chirurgie cœlioscopique

Histoire d'une révolution

Préface du Pr Brice Gayet

L'Harmattan

Du même auteur

Vons C., Johanet H. & Beaussier M.,
Chirurgie ambulatoire générale et digestive – Rapport présenté au 1er congrès français de chirurgie 2017,
Arnette (éd.), 2017.

Johanet H.,
Une famille de Haute Auvergne : les Raynal de Tissonière,
Association Méridienne du Monde Rural (éd.), 2020.

5-7, rue de l'École-Polytechnique - 75005 Paris
www.editions-harmattan.fr
ISBN : 978-2-336-50604-3
EAN : 9 782336506043

En science, l'honneur va à celui qui convainc le monde, et non au premier homme auquel l'idée se présente

Erasmus Darwin (1731-1802)

Préface

Pr Brice Gayet

Ce livre est le fruit d'un remarquable travail historique en fait sur deux révolutions : d'abord celle de la médecine moderne à travers la place de la chirurgie puis l'histoire de la révolution cœlioscopique qui a permis de passer d'une chirurgie « ouverte », avec de grandes voies d'abord du corps, délabrantes, à une chirurgie mini-invasive par des petits trous.

C'est avec plaisir que j'ai accepté de faire cette préface parce que ce beau livre traduit parfaitement ce que nous avons vécu lors de l'arrivée de la chirurgie mini-invasive mais aussi parce qu'il redonne une place centrale à l'étude anatomique dans l'histoire de la chirurgie moderne, anatomie à laquelle je suis attaché comme chirurgien bien sûr mais aussi comme ancien enseignant à l'école d'anatomie de Paris. L'importance de l'anatomie s'est encore plus développée avec la vision du champ opératoire à travers des caméras qui permettent une magnification et demain une complète « augmentation » des structures.

Les premiers écrits médicaux sont thérapeutiques et remontent à 1500 ans avant J.-C. même s'il s'agit souvent d'une médecine magique notamment au temps des pharaons. Celle des Chinois, 500 av. J.-C., est basée sur l'acupuncture, même pour « l'anesthésie ». Il n'est pas de texte attestant d'une pénétration des corps mais on connaît avec certitude aujourd'hui la réalisation de trépanations par des ossements du néolithique notamment en Amérique du sud et en France ; on a aussi retrouvé des objets tels les speculums permettant d'explorer l'intérieur du corps par les orifices naturels. Finalement, comme le signale très bien Hubert Johanet, c'est l'école grecque d'Alexandrie qui va diffuser les principes médicaux en occident pendant des siècles.

La médecine et la « chirurgie » des barbiers-perruquiers devient plus rationnelle avec les études anatomiques au début du 16e siècle et c'est à Vesale, à la grande école de Padoue et à Ambroise Paré que l'on doit cette mutation. Ambroise Paré, barbier-chirurgien qui deviendra compagnon-chirurgien à Paris en 1529, année pendant laquelle est créé le titre de chirurgien du roi. Il va provoquer un scandale dans l'université en abandonnant le latin des médecins pour le français, ce qui expliquera probablement aussi la grande diffusion de cette science débutante. Mais Hubert Johanet nous rappelle à juste titre que Leonard de Vinci, ce génie, avait déjà largement documenté cette anatomie dès la fin du 15e siècle…

Il était important de rappeler cet historique, car ces hommes firent grand scandale avant d'être admirés pour leur courage et leur intelligence. Cela fait écho à la façon dont la révolution mini-invasive que vous allez découvrir a été globalement aussi mal reçue et acceptée, et c'est un euphémisme, par la grande majorité des universitaires.

L'auteur nous invite ensuite à un voyage fascinant et quasi encyclopédique sur la place de la lumière en médecine avec de grands noms connus de tous les médecins mais rarement pour ces découvertes. On peut citer Bozzini, Nitze, Mikulicz, et surtout Antonin Desormeaux, créateur du premier endoscope. Ensuite après un bref rappel sur la diffusion des connaissances, les progrès de l'anesthésie et de l'antisepsie, toutes indispensables à l'avancée de la chirurgie, l'auteur aborde les premiers gestes chirurgicaux dans les cavités du corps (thorax, abdomen) mais aussi par abord transpariétal mini-invasif les bases de la cœlioscopie, ou laparoscopie, de la thoracoscopie ou de l'arthroscopie dans les articulations. On apprend que la chirurgie par les orifices naturels (Natural Orifice Transluminal Endoscopic Surgery) que l'on croyait très récente (publication en 2004) a déjà été réalisée par Dimitri Ott sous le terme de ventroscopie en 1902 puis sur plus de 1000 malades avec succès !

Je vous laisse le plaisir de découvrir les travaux de Kelling, Jacobeus, les compétitions scientifiques internationales parfois sur fond de guerre. C'est ainsi qu'en 1900 les controverses sur la lumière, onde ou particule, vont se conclure avec les travaux de Max Planck et d'Albert Einstein qui déboucheront parmi d'autres sur la physique quantique. Mais aussi de quelques coopérations extraordinaires pouvant amener à l'incroyable et oh combien émouvante conférence Solvay (physique-chimie) de 1927 à laquelle participent 18 prix Nobel.

Et c'est donc l'arrivée de la cœlioscopie, c'est-à-dire l'exploration à l'intérieur de la cavité abdominale du grec ancien *koilía* (ventre). Les Anglo-Saxons retiendront, et le monde avec eux, le terme de laparoscopie (*lapara*) ce qui, au sens propre, est une erreur puisque faisant référence à l'exploration de la paroi abdominale et non de la cavité.

Cette cœlioscopie remonte à la fin de la première moitié du 20e siècle avec deux pionniers incontestables, Raoul Palmer et Kurt Semm, gynécologues, qui vont inventer et développer de très nombreux outils permettant d'envisager des gestes de plus en plus complexes. Tout cela se fait l'œil collé à l'optique que l'on tient à une main, ce qui ne laisse qu'une seule main pour les gestes intra-abdominaux ou pelviens éventuels. Il va donc falloir que des ingénieurs, en l'occurrence l'anglais Harold Horace Hopkins et l'allemand Karl Storz, s'en mêlent et développent des outils modernes permettant d'étendre les possibilités de cette approche, dont les petites caméras qui se fixent aux optiques introduites dans le ventre. Cette vidéochirurgie qui se fait en regardant des écrans va tout changer en permettant aux pionniers d'aborder des gestes plus proprement chirurgicaux avec notamment la réalisation de la première appendicectomie cœlioscopique connue par Kurt Semm.

Le plus souvent il s'agit d'explorations, essentiellement du pelvis ce qui n'est pas considéré comme de la « vraie » chirurgie et cette notion est essentielle pour l'anecdote que je veux vous conter.

En 1979 je suis un très jeune chirurgien qui est en remplacement d'un des chirurgiens de la Clinique de la Pergola à Vichy lorsqu'une très belle jeune femme arrive en urgence en occlusion sur bride secondaire à une appendicectomie réalisée dans son enfance. Je prévois bien sûr une ouverture du ventre par incision médiane pour couper la bride en urgence. Je vois alors arriver un très sympathique gynécologue qui me dit pouvoir faire cela par cœlioscopie pour simplifier le geste et les suites. Je n'ai jamais entendu parler de cœlioscopie opératoire et pas non plus de pneumopéritoine sur une occlusion. Il m'explique alors qu'il a déjà réalisé plus de 50 interventions pour traiter des grossesses extra-utérines, un geste bien plus compliqué, et qu'il dispose d'une « aiguille de Palmer » sans danger pour l'intestin ! Il s'agit du Dr Hubert Manhès, un être et un opérateur exceptionnel.

C'est lui qui m'a expliqué avoir développé cette technique parce que les 2 chirurgiens propriétaires de la clinique autorisaient les gynécologues à faire leurs explorations cœlioscopiques, mais dès lors qu'il y avait un geste « opératoire » ils devaient leur confier les malades… Un contrat, qui me semblait léonin, a permis finalement au Dr Manhès d'être le premier à avoir une série de patients opérés par cœlioscopie.

Quoi qu'il en soit, j'accepte cette voie d'abord très inhabituelle mais avec tous les outils classiques sur la table pour parer à toute complication… Il n'y avait pas de caméra et je vais donc avoir l'œil collé au *teacher*, un tube rigide qui permet de récupérer la vision du chirurgien et qui bouge en même temps que son optique. L'intervention se fait en quelques minutes, les suites sont extrêmement simples, quasi indolores pour la malade mais avec un léger œil au beurre noir pour moi ! Je suis bien sûr très prudent dans les suites opératoires et je veux garder la patiente hospitalisée pour 6 jours « comme d'habitude » à l'époque. Elle signera sa pancarte le lendemain et sortira en me promettant de me donner des nouvelles. J'apprendrai lors de ce séjour qu'Hubert Manhès a envoyé un abstract de son travail pour le présenter à la société française de gynécologie et qu'il a été refusé au motif que ce n'était pas sérieux. Le même abstract a été envoyé en anglais à la FIGO aux USA accepté en séance plénière…

J'aurais dû être un des premiers chirurgiens digestifs au monde à opérer avec cette technique mais je n'ai rien compris ! En rentrant à Paris, j'ai expliqué à mon patron, en quatre fois plus de minutes qu'avait duré l'opération, que j'avais vu le futur du traitement des… occlusions ! ce qui l'a fait beaucoup rire en me disant que, la phrase est restée célèbre, « il n'y aura pas de chirurgie foraine dans mon service ». Il a fallu 5 ou 6 ans plus tard, alors que les caméras étaient arrivées, qu'un interne me dise avoir vu une cholécystectomie cœlioscopique réalisée par le Pr Dubois pour que tout s'éclaire et que je comprenne la place qu'allait avoir cette technique dans le futur : une révolution et c'est cela que vous raconte avec brio la dernière partie de ce livre. Et, après l'article de François Dubois sur les cholécystectomies, on peut dire que la chirurgie foraine a eu un bel avenir, élevée par les Américains au rang de « seconde révolution française ».

Je ne peux pas finir sans noter avec beaucoup d'émotion que deux de ceux qui ont participé à cette révolution du 20e siècle en nous apportant la lumière au plus profond des corps, Harold Hopkins et Hubert Manhès, ont fini leur vie l'un et l'autre aveugles.

Le Pr Brice Gayet est chirurgien, Professeur des Universités, membre de l'ISIR (Université Pierre et Marie Curie, CNRS, INSERM), concepteur du robot Moon Surgical. Il est un pionnier et a participé aux développements des résections hépatiques laparoscopiques de 1995 à 2018.

L'HISTOIRE D'UNE RÉVOLUTION

L'arrivée de la cœlioscopie, ou laparoscopie, chirurgie par de petites incisions, a rapidement remplacé, dans le monde entier et pour de multiples spécialités, la voie conventionnelle et ses grandes incisions selon l'adage « grand chirurgien, grande incision », remis en cause dans les années 1970 : chirurgie gynécologique, viscérale, thoracique, urologique, orthopédique, ORL, pédiatrique et d'autres dans de plus ou moins nombreuses indications chirurgicales. Il s'agit en effet d'une :

- Révolution clinique pour le patient : moins de douleur, moins d'effraction physique, reprise plus précoce de son autonomie. Outre l'intérêt esthétique, les médecins et les patients ont rapidement compris l'intérêt de la méthode.

- Révolution pour l'équipe et la prise en charge du patient : auparavant seuls le chirurgien et un peu l'aide opératoire voyaient la zone opérée. L'image maintenant retransmise sur un écran permet à toute l'équipe : médecin anesthésiste, infirmière anesthésiste, aide opératoire, panseuse de suivre en direct la progression de l'opération, les difficultés, les incidents et d'améliorer la prise en charge opératoire du patient. Pour le chirurgien, l'approche de la caméra donne immédiatement une image grossissante.

- Révolution dans la gestuelle : on n'opère plus en mettant les mains dans la cavité thoracique ou abdominale du patient, mais par l'intermédiaire de fins instruments en suivant l'opération sur un moniteur.

- Révolution diagnostique : Cet intérêt de la cœlioscopie a diminué avec le développement de l'imagerie ; toutefois, elle reste indispensable dans certaines indications en cas de doute : urgences, bilan d'extension de cancers ou de maladies bénignes, complications postopératoires.

- Révolution dans l'enseignement : les étudiants peuvent voir l'opération, les chirurgiens peuvent voir et revoir celle-ci, éventuellement à l'autre bout du monde, parfois en direct.

- Révolution dans la prévention : la chirurgie conventionnelle était génératrice d'adhérences entre les tissus, source d'occlusion intestinale sur bride, urgence chirurgicale pouvant parfois conduire à l'ablation plus ou moins longue d'intestin nécrosé. De plus, ces adhérences en bouchant les trompes pouvaient conduire à une stérilité. La cœlioscopie, chirurgie plus fine, est beaucoup moins génératrice d'adhérences et diminue ces risques. De même, les petits orifices par rapport aux grandes ouvertures ont diminué, mais pas supprimé, les risques de lâchage musculaire conduisant aux éventrations dont le seul traitement est une réintervention.

- Révolution économique : la reprise beaucoup plus rapide de l'autonomie va entrainer une diminution drastique des durées de séjour pour de très nombreux patients, permettant la prise en charge en ambulatoire et d'importantes économies pour les systèmes de santé, avec fermeture de nombreux lits dans l'ensemble des pays de l'OCDE.

- Révolution pour la recherche : C'est l'imagerie qui a permis dans les 40 dernières années de faire d'énormes progrès dans la plupart des disciplines médicales. Le couplage des images radiologiques et des images vidéo autorise des reconstructions permettant d'affiner la stratégie opératoire et de développer les usages à venir de la réalité virtuelle ou augmentée et de la robotique.

Les Américains parleront de « la deuxième révolution française ».

Comment en est-on arrivé là ? il fallut accéder au corps, maitriser l'anesthésie, la création et le contrôle d'un espace de travail, la lumière, sa compréhension, sa domestication, son intensité et sa conduction, la transmission instantanée des images, il fallut créer l'instrumentation spécifique et comme dans toute avancée scientifique, innover c'est transgresser, il fallut communiquer et surtout convaincre. C'est cette histoire, d'échanges de connaissances, d'allers-retours entre chercheurs, cliniciens et industriels entre les Provinces unies (l'actuelle Hollande), l'Angleterre, l'Allemagne, la France, les États-Unis et quelques autres pays que nous racontons ici. Elle s'inscrit plus globalement dans l'histoire de la médecine : une philosophie jusqu'au quinzième siècle, une longue évolution vers le domaine scientifique depuis la période de la renaissance, puis la médecine telle que nous la connaissons à partir du milieu du 19e siècle bénéficiant des progrès scientifiques.

L'ACCÈS AU CORPS
15 SIÈCLES DE CERTITUDES

Les médecins ont longtemps ignoré le corps humain, ce n'est que pendant quelques décennies avant notre ère qu'ils pratiquèrent des dissections anatomiques : ce sont les Ptolémées, les derniers pharaons, qui en créant l'école d'Alexandrie autorisèrent les premières dissections anatomiques chez l'homme entre 282 et 130 avant Jésus Christ [1]. Cette civilisation, le phare, la bibliothèque, a disparu mais on sait que les écrits de la bibliothèque ont été traduits en grec. Parallèlement en Chine, le traité de difficultés de la médecine, Nan King, de Pien Tsao [2], entre le 2e et le 5e siècle après Jésus Christ, rapporte le poids et les dimensions des différents organes.

Puis Les Grecs, les Romains, l'Église, l'Islam, le Confucianisme, les dynasties Ming et Qing s'y opposèrent, à tel point que les dissections anatomiques ou le don du corps ou d'organe jusqu'à ces dernières années restait encore un problème dans de nombreux pays, la pratique de la dissection anatomique ne sera reprise qu'à partir du 15e siècle en Europe. En l'état actuel des connaissances, du fait de l'absence d'accès aux archives chinoises, tout se passe en Europe.

Dès lors, pendant 15 siècles, on en restera à l'interprétation et l'analyse des écrits des médecins grecs : Hippocrate (460 à 377 avant Jésus Christ) qui identifie 4 humeurs : le sang, la bile jaune, la bile noire et la lymphe correspondant aux saisons et aux éléments ; c'est leur déséquilibre qui explique les maladies. La saignée, surtout si elle pratiquée près de la maladie, permettrait de rétablir cet équilibre. Claude Galien (129-201) comme Hippocrate réunit observations, démarches cliniques et éthiques, réflexions philosophiques notamment d'Aristote, dissections d'animaux. Les écrits des médecins arabes entre les 9e et 13e siècles, notamment Abulcasis et Avicenne, apporteront de nouvelles observations mais globalement, du fait de l'absence d'accès au corps, la médecine se contentera de simples observations cliniques, d'interprétation de textes et d'hypothèses. Plusieurs acteurs seront déterminants : l'église, l'université, l'état, les professionnels.

L'ÉGLISE

C'est l'église qui concentre les sachants, ceux qui lisent et écrivent le latin et le grec. Or pour l'Église catholique, il s'agit de guérir l'âme avant de guérir le corps, car la maladie est liée au péché originel, ce qu'un adage populaire résume par « Dieu guérit, les médecins encaissent ». Néanmoins et cela en France jusqu'à la fin de l'ancien régime, c'est l'église qui porte charité et assistance. Cela explique que la plupart des hôpitaux sont sous la dépendance ou l'autorité de l'église ; de nombreux exemples en témoignent : l'Hôtel Dieu à Paris est fondé par l'évêque en 651, l'hôpital de la Charité, le plus prestigieux à Paris jusqu'au début du 20e siècle, de même à Berlin sont sous l'autorité de congrégations… les dernières sœurs en cornettes exercent jusqu'après la création de la Sécurité sociale, et les termes d'Assistance publique-Hôpitaux de Paris ou Marseille en sont encore des traces. Au 13e siècle se développent ainsi de nombreux hôpitaux, initialement sous l'autorité de l'église. Dans ce contexte, il n'y a pas d'interdiction mais plutôt aucun intérêt à réaliser des dissections anatomiques. Les conciles de Clermont et de Trente en 1130 avaient interdit la pratique de la médecine au clergé régulier. Le concile de Latran IV, tenu du 11 au 30 novembre 1215 par le pape Innocent III, parmi ses 70 canons traitant des hérétiques, des croisades, de l'organisation de l'église, édicte dans ses canons 14 à 18 que les clercs, le clergé séculier, doivent s'interdire outre l'ivrognerie, les jeux, les festins, duels et péché de sensualité, de « manier le fer et le feu et toute effusion de sang » [3,4]. Si l'église n'a jamais interdit les dissections, en revanche elle condamne les violations de sépulture, ou par le Papc Boniface VIII de démembrer ou bouillir les cadavres, dans sa bulle « Destetande feritatis » en 1299. Elle recommande même parfois les autopsies pour des raisons médicolégales, plusieurs papes ont d'ailleurs ainsi été autopsiés, ou pour des diagnostics de peste, mais dans ce dernier cas, y avait-il beaucoup de volontaires ?

L'UNIVERSITÉ

Du 9e au 13e siècle, c'est l'école de Salerne qui rayonne ; à côté des échanges commerciaux, elle permet la rencontre de savants arabes, chrétiens, africains, grecs, lombards, normands ; on y trouve les écrits d'Hippocrate, Galien qui disposaient des écrits de la bibliothèque d'Alexandrie, et ceux d'Avicenne, Averroes et d'autres auteurs arabes qui ne différencient pas la médecine de la chirurgie. Le traité de Paul d'Egine, écrit au 7e siècle, y est traduit au 9e siècle. Roger de Parme traduit le traité de chirurgie d'Albucasis. L'opium, du grec opion jus de pavot, est diffusé grâce aux croisades. Quelques dissections y sont autorisées et elle délivre des diplômes de médecins. Parallèlement à partir du 12e siècle, les pouvoirs civils développent les universités essentiellement en droit et théologie. L'université n'a pas l'exclusivité de l'enseignement mais elle l'a pour la délivrance du diplôme, ici en particulier de médecin. La médecine s'y fait progressivement une petite place : l'université de Bologne date de 1088 mais la faculté de médecine arrivera plus tard, Paris en 1213 avec l'accord de Philippe Auguste et l'arbitrage pontifical, Salamanque en 1218, Montpellier en 1220, Salerne en 1225, Padoue en 1229. La faculté de médecine de Bologne bénéficie d'un édit en 1241, permettant la dissection anatomique chez les suppliciés, et va développer l'enseignement et la recherche dans ce domaine. Montpellier fera de même en 1376 puis Paris en 1478. La médecine se limite à la lecture de texte en latin, et la « dispute » sur les interprétations des textes. Molière le rapporte très bien dans le Médecin malgré lui, lorsque le Dr Diafoirus parle de son fils : « Il est ferme dans la dispute, fort comme un turc sur les principes, ne démord jamais de son opinion et poursuit un raisonnement jusque dans les derniers recours de la logique. Mais sur toute chose, ce qui me plait en lui, et en quoi il suit mon exemple, c'est qu'il s'attache aveuglément à l'opinion des anciens ». Les médecins consultent, souvent à distance sur lecture du courrier et examen des humeurs ; il n'y a pas d'examen clinique. Ils sont amenés à prescrire, d'où l'importance de la pharmacopée et donc de la botanique. Les archives notariales ont permis l'inventaire après décès de soixante-quatorze bibliothèques de médecins aux 16e et 17e siècles : les ouvrages recensés sont ceux de Galien 145 fois, Hippocrate dans 121 cas puis Dioscoride, Paul d'Egine, Avicenne, Cardeno, Fernel et Vésale, chacun dans moins de 50 cas. En revanche, les chirurgiens et les barbiers, n'étant pas médecins, n'intéressent pas l'université, qui même se défie de cette concurrence potentielle. À ces époques, la chirurgie se résume au traitement des plaies, fractures, saignées ou sangsues. Les interventions, outre la trépanation pratiquée depuis le néolithique (seul le cuir chevelu est douloureux, traité par des applications d'herbes), se résument à de rares amputations et les traitements de calculs vésicaux par lithotritie ou taille. En France, les premiers traités de chirurgie de Henri de Mondeville et Gui de Chauliac sont introduits au 14e siècle. Mais ce seront les croisades du 11e au 13e siècle, qui vont mêler les cultures arabes et latines, puis les guerres jusqu'au début du 19e siècle qui seront les meilleures écoles de chirurgie permettant le développement des indications, la pratique et les relations pour faire carrière.

Les véritables amphithéâtres d'anatomie, en dur, ne seront installés que plus tard pour des dissections publiques voire mondaines et payantes : en 1554 à Salamanque, 1594 à Padoue, 1597 à Leyden, 1640 à Copenhague, 1649 à Bologne dans une simple pièce, 1662 à Uppsala. Le premier théâtre d'Anatomie ne sera construit à Paris qu'en 1694 et cette date tardive illustre bien les querelles locales de l'époque.

La Faculté de Médecine de Paris dispose d'un site dès 1369, mais celle-ci étant pauvre, elle n'édifiera un bâtiment qu'en 1481 et il faudra attendre 1742 pour qu'il soit transformé en théâtre d'anatomie, installé par Winslow [3-15].

Ainsi, il n'y a pas ou peu d'accès au corps pendant 15 siècles. Il y a plusieurs explications :

- L'église, on l'a vu, guérit l'âme avant le corps ; la médecine est une philosophie ; et quand on traite le corps, il s'agit de considérer les humeurs et en cas d'échec on recourt en dernière extrémité au fer par les barbiers chirurgiens, profession paramédicale puisqu'elle ne lit pas le latin. Très naturellement puisqu'on traite les âmes, c'est l'église qui accueille les malades.

- Il y avait donc une difficulté d'accès aux corps en dehors des condamnés à mort ; ce problème perdurera jusqu'au début du 19e siècle. François de Lapeyronie, fondateur de l'Académie de chirurgie, dans son testament en 1747, attribuera des sommes notables pour permettre d'acheter des corps à Paris et Montpellier ; Xavier Bichat a été surpris pour vol ; il se procurait des cadavres au cimetière Saint-Roch jusqu'en 1802. Il en avait bien besoin pour ses 600 dissections anatomiques à l'Hôtel Dieu.

- Enfin, outre le désintérêt des élites, le dégoût pour ces basses œuvres est réel. L'Anatomie, c'est pour les artistes et les chirurgiens-barbiers, ces ouvriers manuels qui rendent parfois service.

LE 16E SIÈCLE ET LA RENAISSANCE

Tout va changer à partir du 16e siècle avec 3 acteurs successifs : Vésale, Harvey et Boerhaave. Pendant cette période, Léonard de Vinci et Ambroise Paré feront grandement avancer respectivement l'Anatomie et la Chirurgie mais auront peu d'influence sur l'évolution de la pensée médicale.

Gutenberg développe en Europe l'imprimerie en 1540. Celle-ci, se substituant aux moines copistes, permet une diffusion beaucoup plus importante des ouvrages d'Abulcasis, Gui de Chauliac, Ambroise Paré et surtout Vésale avec son ouvrage « de humani corporis fabrica libri septem », ouvrage illustré de 700 pages publié en 1543.

VESALE

André de Wezel, dit Andreas Vesalius, est bien né : son père est l'apothicaire de Charles Quint. Né à Bruxelles en 1514, il apprend le latin et le grec et est inscrit à l'université de Louvain à l'âge de 16 ans pour apprendre la médecine ; il poursuit ses humanités au Collège royal de médecine à Paris ; il est passionné par l'anatomie, qui est enseignée depuis 1316 à Bologne par Mondino de Liuzzi, en lisant à haute voix, les livres de Galien en latin et, au mieux accompagné de dissection aléatoire réalisée par un barbier. En 1536, c'est la guerre entre François 1er et Charles Quint, il doit quitter la France et rejoint Padoue, siège de la faculté de médecine alors l'une des plus renommées en Europe ; il a déjà une réputation d'anatomiste, car il s'est fait remarquer par la qualité de ses dissections et y obtient après ses examens très rapidement le titre de docteur. L'université, rigoureuse sur la qualité de ses professeurs, lui propose d'être le Professeur du cours pratique d'anatomie, discipline très mineure, le poste est beaucoup moins bien rémunéré que ceux des autres disciplines. Le cours est inédit, c'est lui-même, pourtant docteur en médecine, qui dissèque et enseigne en montrant aux étudiants au fur et à mesure. Il dessine ce qu'il constate et publie un premier ouvrage et n'hésite pas à contester les écrits de Galien. La publication à Bâle de la première édition de « la Fabrica » en 1543 fait sensation dans toute l'Europe par la précision des planches anatomiques et scandale, car il remet en cause les dogmes de Galien, datant de 13 siècles ! encore suivis par l'ensemble des professeurs d'anatomie de l'époque. La rupture est consommée lorsqu'il explique les erreurs de Galien par le fait qu'il n'avait disséqué que des singes et des porcs, les dissections humaines étant interdites dans le monde grec. De plus, il précise que la médecine doit s'accorder à l'anatomie et que c'est aux médecins de pratiquer la dissection et non aux barbiers-chirurgiens [16].

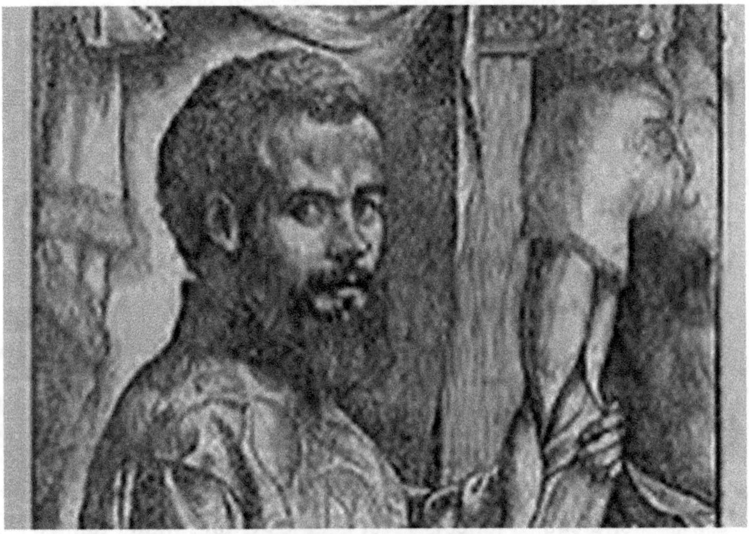

André Vesale (1514-1564)
© Bibliothèque nationale de France

Il est à noter que les dessins anatomiques annotés de Leonard de Vinci, antérieurs aux travaux de Vésale, puisque réalisés entre 1487 et 1519, n'interviendront pas dans cette discussion. En effet, Léonard de Vinci qui se définit comme un ingénieur, architecte et scientifique, s'attache au dessin technique dans de très nombreux domaines (géographie, hydrologie, astronomie, architecture, mathématiques, mécanique, vol des oiseaux…). Parmi les 9 codex connus qui ont été retrouvés, le dernier à Madrid en 1966, figure le Codex Windsor comportant plus de 200 dessins anatomiques, annotés et remarquables de précision, s'attachant au fonctionnement des muscles, tendons, articulations, à l'anatomie du crâne, des viscères, du fœtus. Ces documents sont restés dans ses ateliers d'artiste, d'autant plus que non universitaire, Léonard de Vinci se sentait méprisé par la Faculté. Cela ne l'empêchera pas de disséquer une trentaine de cadavres humains, notamment à Pavie dans l'hiver 1510-1511, aidé par un professeur d'anatomie. À sa mort en 1519, ces documents resteront en Italie jusqu'en 1608, en possession de la royauté britannique en 1690, et seront redécouverts par les historiens en 1890.

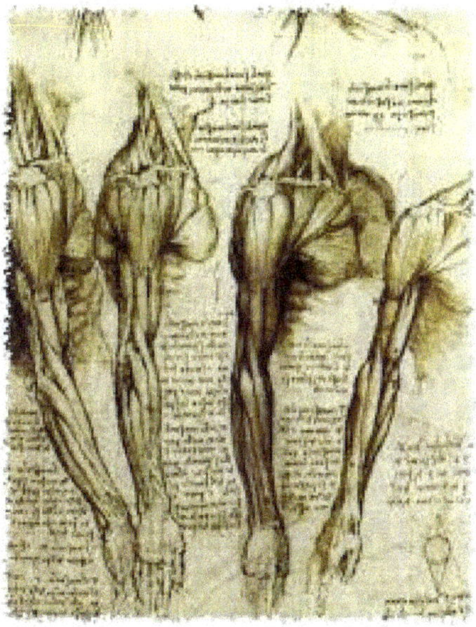

Dessin anatomique de
Léonard de Vinci
Codex Windsor

Ambroise Paré nait d'un père, agriculteur et coffretier. Il est marmiton puis apprenti barbier. Ses compétences le font remarquer et il devient compagnon chirurgien à l'Hôtel Dieu de Paris en 1529. Devenu maitre barbier-chirurgien en 1536, il est attaché à un lieutenant général d'infanterie et développe ses observations critiques, sa pratique et ses relations, il y soignera le duc de Guise, pendant 7 ans à la guerre. À partir de 1545, il écrit, en français, ce qui est alors une véritable offense à la Faculté, de très nombreux ouvrages sur l'anatomie, la chirurgie, les instruments, les venins… Pragmatique, curieux, observateur, il introduit notamment la ligature vasculaire, les prothèses et sera au service de quatre rois entre 1559 et 1589 : Henri II, François II, Charles IX et Henri III. On lui attribua la formule « Je soigne les pauvres comme des rois ». Il ne remet pas en cause l'importance de l'église « je le pansai, Dieu le guérit » et se tient à distance en soignant tout le monde, protestants et catholiques, en cette période de guerre de religion. Il apportera de nombreuses pratiques nouvelles, des écrits largement diffusés y compris à l'étranger et une reconnaissance du métier de barbier chirurgien par le pouvoir royal, il sera d'ailleurs premier chirurgien de Charles IX.

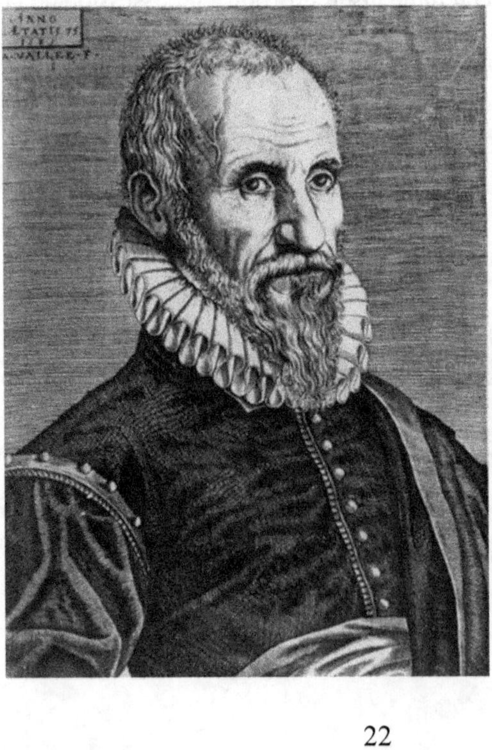

Ambroise Paré
(1510 ? -1590)
A. Vallée (1585)
BIU Santé Médecine

William Harvey est le fils d'un riche négociant anglais ; il choisit la médecine. Formé à Padoue de 1600 à 1603, il revient docteur en médecine à Cambridge puis Londres. Élu au Collège Royal de Médecine, il fait des cours d'anatomie à partir de 1616 et fait lui-même des dissections y compris sur sa famille et son entourage, faute de cadavres. Il décrit la circulation sanguine. Des médecins arabes avaient émis, au 13e siècle, l'hypothèse que le cœur était anatomiquement séparé en deux parties, droite et gauche. Il confirme cette hypothèse en publiant « De motus cordis » en 1628. Il mesure les battements cardiaques et les volumes sanguins contenus dans le cœur et démontre que le sang part du cœur et y revient par deux circuits, sans expliciter la communication capillaire. La démonstration ne laisse pas indifférent. Ses adversaires, dont le Français Jean Riolan de la Faculté de Médecine de Paris, le traiteront de « circulator », médecin itinérant confinant aux charlatans. Comme Vésale, il remet en cause Galien et Aristote, se base sur des évaluations physiques et anatomiques, fait lui-même les dissections. La Médecine, science ou philosophie ?

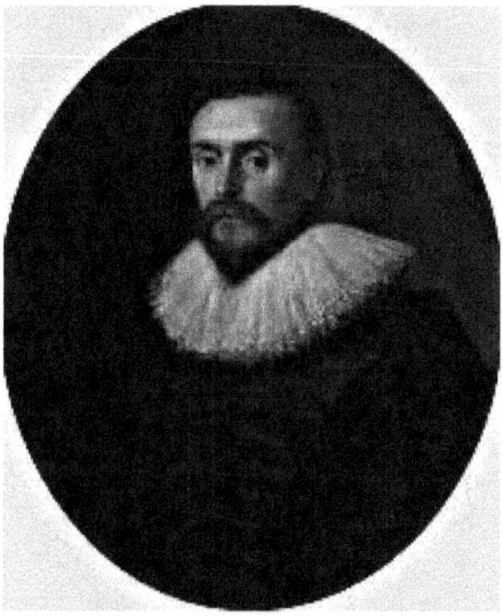

William Harvey (1578 – 1657)
Daniel Mitjens (1627), National Portrait Gallery

Parallèlement, les philosophes dont certains sont médecins comme Regius recteur de l'université d'Utrecht développent le concept de médecine mécanistique, en accord avec les idées de Descartes, « il faut dissocier l'âme du corps », remettant en cause Aristote et « Le bon sens est la chose du monde la mieux partagée » dans le discours de la méthode (1637). La querelle va se développer pendant toute la seconde moitié du 17e siècle, source de nombreuses « Disputationes » tant orales qu'écrites.

Le 18e siècle : Herman Boerhaave

Herman Boerhaave, né en 1668, acquiert une culture encyclopédique en médecine, chimie et botanique ; il devient recteur de l'université de Leyden en 1714, donne des leçons cliniques publiques de 1714 à 1730. Il y diffuse les signes cliniques des maladies décrits par Thomas Sydenham (1614-1689) et prend la température des patients. Toute l'Europe, dont Pierre le Grand, se presse à ses lectures ou se procure ses écrits. Il ouvre l'hôpital aux étudiants et donne des leçons cliniques au lit du malade deux fois par semaine. On est alors au début du siècle des Lumières qui prône les connaissances rationnelles, suivant ici l'évolution des idées qui seront développées par Newton, Diderot et d'Alembert, Voltaire, Buffon, les physiocrates, Adam Smith et bien d'autres. Ces éléments vont changer la médecine qui va quitter la philosophie pour rejoindre la science appliquée, basée sur des constatations. Nous sommes ici dans le diagnostic. Un premier exemple thérapeutique, à côté des effets de la botanique, dont le quinquina introduit par Sydenham, sera la vaccine contre la variole rapportée de Constantinople en 1721 et diffusée par Jenner en 1796 : Louis XIV en avait réchappé dans son enfance, Louis XV en est mort, Louis XVI s'est fait vacciner après que les essais sur ses frères, les futurs Louis XVIII et Charles X, se soient révélés concluants…

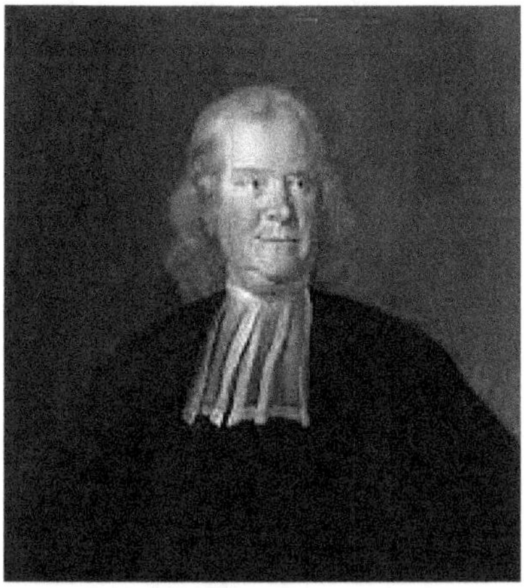

Herman Boerhaave (1668 – 1738)
Cornelius Troost (1735), Musée Boerhaave Leyden

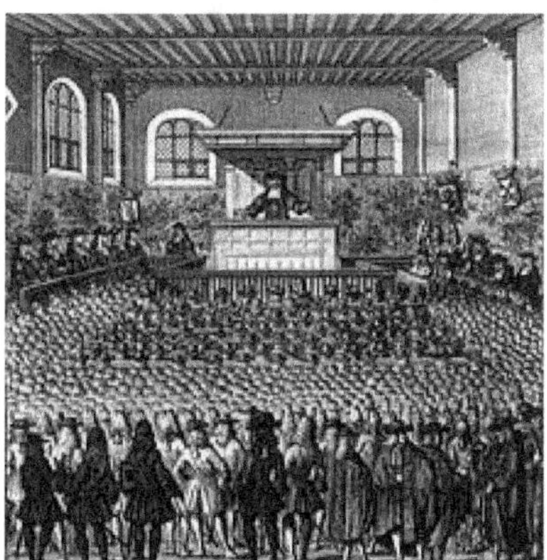

Leçon publique à Leyden
F. Bleysioyk (1715) Hermann Boerhaave seromo academicus-ETH Zürich

PRÉROGATIVES ET QUERELLES ENTRE LES DIFFÉRENTS POUVOIRS

La situation à Paris avec les différents protagonistes illustre bien les difficultés de cette évolution :

- la Maison du Roi, avec son premier médecin, depuis Charles VIII (1328) issu entre 1606 et 1770 de l'école de Paris ou de celle de Montpellier, et son premier chirurgien depuis François Ier (1529). L'École montpelliéraine est puissante puisqu'elle a occupé le poste pendant 83 ans dans la période, représentant 7 des 13 titulaires successifs.

- La Faculté de Médecine de Paris, fondée en 1213, jalouse de ses prérogatives, elle accorde le titre de Médecin, « Maitre ès arts », et veut garder l'exclusivité de l'enseignement, scolastique, philosophique ; ainsi, elle rejette la découverte de la circulation sanguine par Harvey en 1628, le quinquina et les gestes pratiques qui ne requièrent pas d'enseignement. Seuls, les diplômes qu'elle délivre permettent d'exercer à Paris, ce qui n'empêchera pas plus de la moitié des médecins du roi d'être issus de la faculté de Montpellier.

- La Confrérie des Chirurgiens de Saint Côme, probablement initiée par Jean Pitard, chirurgien de Philippe le Hardi et Philippe le Bel, organisée à Paris et reconnue par le roi depuis 1311, avec des chirurgiens de robe longue, lisant et parlant le latin comme les médecins mais pas médecins, car sans diplôme universitaire, et les autres de robe courte. Ils perpétuent un métier dont on retrouve des traces à partir du néolithique : gestes dentaires, trépanations, cataracte, réductions de fracture…

- enfin les Barbiers-Perruquiers, qui rasent et coiffent et faisaient aussi des saignées et de la « petite chirurgie », reconnus par le roi depuis 1371.

Ainsi dans le match à trois, médecins-chirurgiens-barbiers, les uns s'allient alternativement contre les autres pendant plus de trois siècles. Ainsi, par exemple, en 1577, la Faculté de Médecine donne des cours d'anatomie et de chirurgie aux barbiers et de 1579 à 1596, la Confrérie de Saint Côme donne aussi des cours d'anatomie et de Chirurgie, plus pratiques. Mais le roi, avec sa maison, reste le maitre face à la Faculté de Médecine.

Deux exemples illustrent bien ces querelles entre 1594 et 1743 : le jardin du roi qui donnera le jardin des plantes et le Museum d'histoire naturelle actuel, et la construction du premier amphithéâtre d'anatomie à Paris.

LE JARDIN DU ROI

Henri IV avait fondé un Jardin des plantes médicinales à Montpellier en 1594, auquel il avait joint un dissecteur royal dans le cadre de la création d'une chaire d'anatomie, de botanique et de pharmacie en 1595. À Paris, la Faculté de Médecine construit en 1597 un jardin des herbes, rue de la Bûcherie. En 1617, le jardin ferme et son responsable, le botaniste Jean Robin, relayé par Jean Riolan, adresse en 1618 une « request au roi pour l'établissement d'un jardin royal en l'université ». Jean Riolan n'est pas n'importe qui : professeur royal, anatomiste, nommé par André de Laurens, premier médecin d'Henri IV, titulaire de la chaire depuis 1606, fils du doyen de la faculté de médecine. Mais pour des querelles intellectuelles au sein de la Faculté de Médecine, en effet Riolan s'intéresse à la chimie, il sera peu soutenu dans son projet, et surtout la maison du roi reprend la main :

- la lettre patente du roi du 1er janvier 1626 précise l'« établissement et la construction d'un jardin royal des plantes médicinales… pour l'instruction des écoliers de la dite université de médecine… le dit sieur Herouard et les successeurs en la dite charge de premier médecin, ensemble ceux qui seront nommés par eux successivement nommés en la dite charge d'intendant et directeur du dit jardin pleinement et paisiblement… ». Le roi crée ainsi une structure d'enseignement parallèle à la Faculté.

Pire, l'édit royal du 15 mai 1635 crée au sein du jardin du roi

- 3 chaires de Botanique, Chimie et Anatomie
- des cours ouverts à tous
- en Français et non en latin
- mais ne donne pas de diplôme, laissant ses prérogatives à la Faculté de médecine
- les cours d'Anatomie incluent des démonstrations opératoires.

Cette institution est créée après le Collège de France (1530) mais avant l'Académie des Sciences (1666) et perdurera jusqu'en 1793. Les Surintendants seront les sept médecins du roi successifs de 1635 à 1732, en dehors de la période de 1671 à 1698 où ce seront Colbert puis Louvois, le 1er médecin du roi n'étant alors qu'intendant. Puis c'est Buffon qui dirigera ce qui deviendra le museum d'histoire naturelle pendant 50 ans à partir de 1738.

La chaire d'Anatomie sera toujours tenue par des médecins, mais les démonstrateurs sont des chirurgiens, dont en particulier Pierre Dionis de 1673 à 1680, élève de Joseph du Verney, titulaire de la chaire en 1679, nommé pour démontrer la circulation sanguine à laquelle la faculté de médecine reste opposée. Ces cours ont un grand succès, on compte certaines années plus d'une centaine de naturalistes, médecins et chirurgiens étrangers, notamment écossais. Les corps étaient issus de la morgue du Chatelet, du gibet et du cimetière de Clamart recueillant les patients décédés à l'Hôtel Dieu. Après 1699, compte tenu de l'affluence, Fagon étant le surintendant, Médecin du roi, fit construire un théâtre d'Anatomie de 600 places, qui sera secondairement dédié aux cours d'histoire naturelle [14,17].

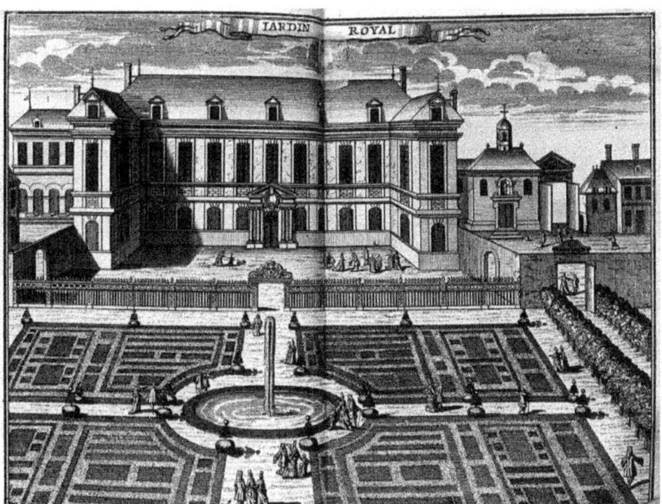

Corps de logis principal renfermant le cabinet d'histoire naturelle, façade donnant sur le jardin avec, sur la droite, successivement la chapelle, l'entrée principale puis le bâtiment dans lequel allait être aménagé l'amphithéâtre. DIONIS, Pierre. *Cours d'opérations de chirurgie démontrées au Jardin royal.* Paris : chez Laurent d'Houry, 1707, frontispice.

EDICT DV ROY pour l'Eſtabliſſement d'vn Iardin des Plantes Medicinales.

LOVIS, PAR LA GRACE DE DIEV, ROY DE FRANCE ET DE NAVARRE, A tous preſents & à venir, Salut. Encores que depuis noſtre aduenement à cette Couronne nous ayons eſté entierement occupez aux affaires ſuruenues tant au dedans que dehors noſtre Royaume pour la conſeruation d'iceluy, ſi n'auons nous pas laiſſé de penſer ſoigneuſement au bien particulier de nos ſubiects, comme nous faiſons iournellement: Et ſçachant qu'entre les choſes les plus deſirables que les hommes ayent au monde, celle de leur ſanté leur eſt des plus cheres & precieuſes ; Nous auons touſiours eu en ſinguliere recommendation les Vniuerſitez eſtablies par nos predeceſſeurs Roys en cedit Royaume. Mais comme celle de noſtre bonne Ville de Paris eſt l'vne des principales, & qu'enladite

A

Édit du roi 1er janvier 1626

Parallèlement, les premiers amphithéâtres d'anatomie sont apparus en Europe au 16e siècle et le roi de France s'impatiente.

En 1608, Henri IV donne 6000 livres au chirurgien Pineau pour former 10 aspirants à la chirurgie de la taille pour traiter les calculs de la vessie, et parallèlement son premier médecin, André de Laurens somme la Faculté de construire un théâtre d'Anatomie à Paris ; celle-ci refuse. En 1615, le Parlement valide la construction d'un bâtiment pour les maitres chirurgiens à deux conditions :

- traiter les indigents les premiers lundis du mois

- « faire lectures, anathomies, démonstrations pour l'extraction du calcul et aultres actes d'opérations de chirurgie ».

En 1616, les Chirurgiens de Saint Côme construisent un bâtiment en bois pour donner des cours d'anatomie et de dissection. Celui-ci est situé au coin de l'église Saint Côme, sur un terrain acquis au couvent des Cordeliers. L'université voit d'un mauvais œil la formation lui échapper, car ces cours réunissent régulièrement plusieurs centaines de personnes.

Finalement, le Collège des 300 chirurgiens de Saint Côme construira le premier amphithéâtre d'Anatomie en dur à Paris entre 1691 et 1696, sur leurs propres deniers pour 27 000 livres de l'époque, au contact de l'église Saint Côme, son cimetière et son charnier, situés à l'époque au coin de la rue des cordeliers et de la rue de la harpe, maintenant boulevard saint Michel [13]. Et cela près de 150 ans après celui de Salamanque.

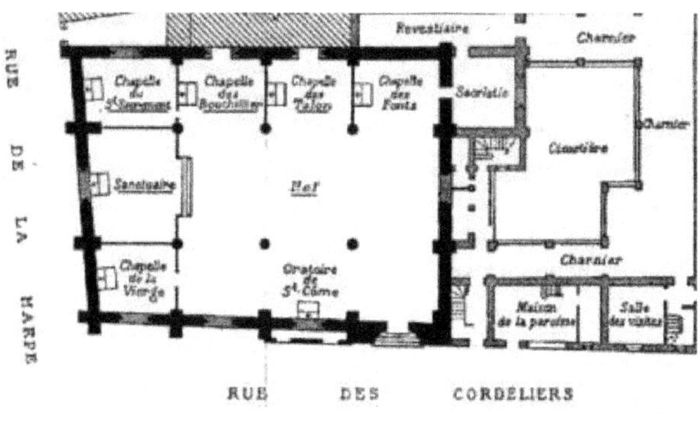

Plan de l'église Saint Côme d'après le plan Verniquet (1785-1791)

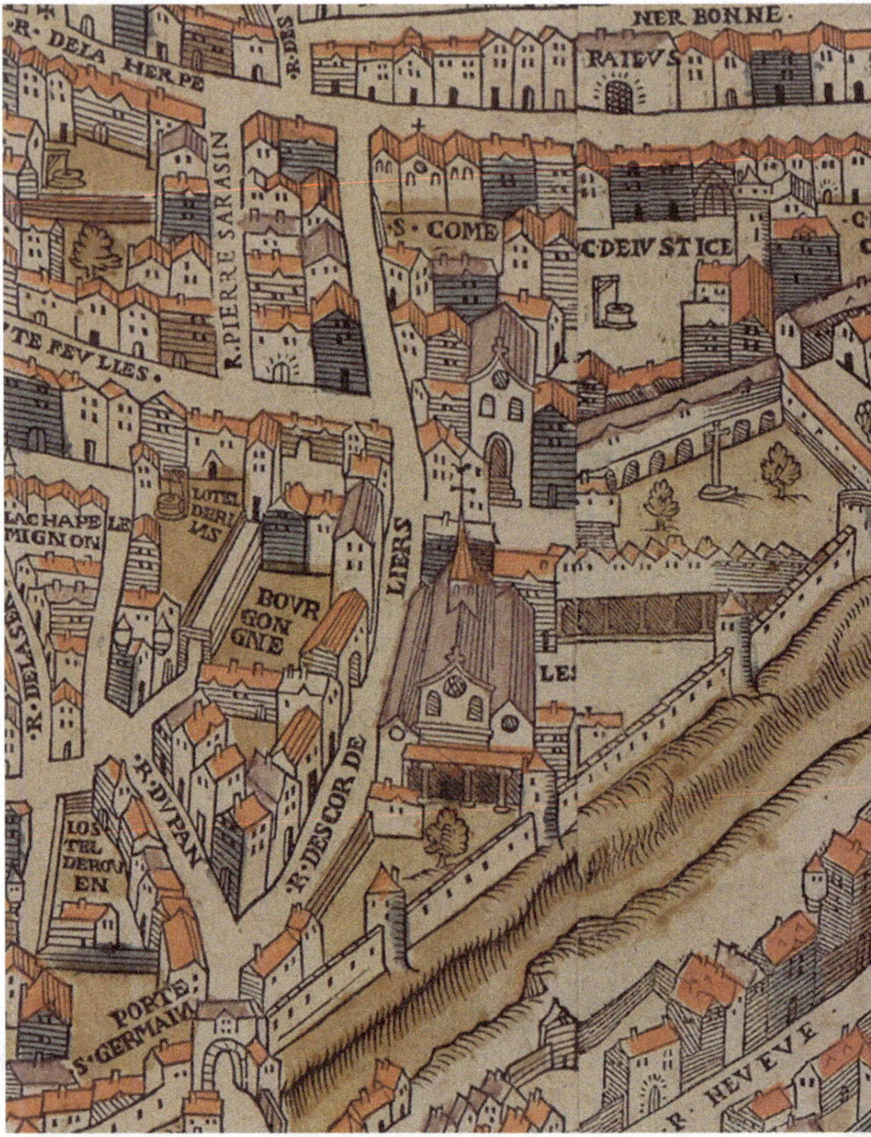

Plan de Truschet et Hoyau 1510

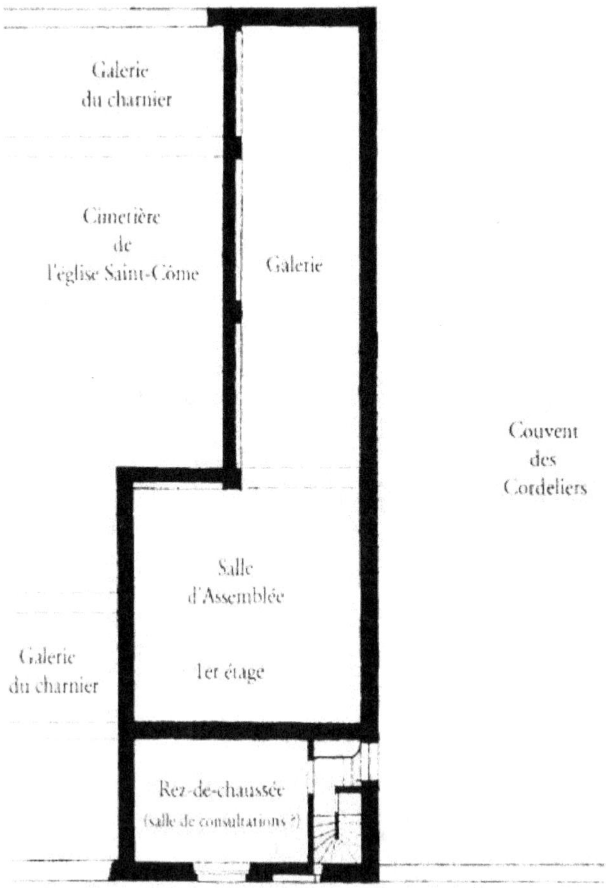

FIG. 2. - PLAN DU BÂTIMENT ÉLEVÉ EN 1616
POUR LA COMMUNAUTÉ DES CHIRURGIENS TEL QU'ON
PEUT SOMMAIREMENT LE RESTITUER D'APRÈS LES TEXTES :
L'EMPLACEMENT DE LA SALLE DE CONSULTATION ET
SURTOUT DE L'ESCALIER SONT LARGEMENT HYPOTHÉTIQUES.
(Dessin d'Eddy Stein d'après un plan de l'École gratuite de dessin
tiré de A.N., F_{13} 910, an 10-1809)

Plan du bâtiment initial 1616

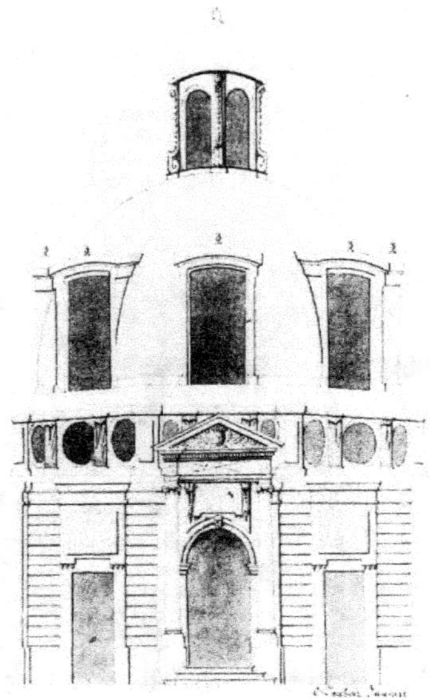

FIG. 3. - DESSIN ORIGINAL DE L'ARCHITECTE
CHARLES JOUBERT
POUR LA FAÇADE DE L'AMPHITHÉÂTRE
DONNANT SUR LA COUR.
(A.N. Min. centr. Étude XCI, liasse 484)

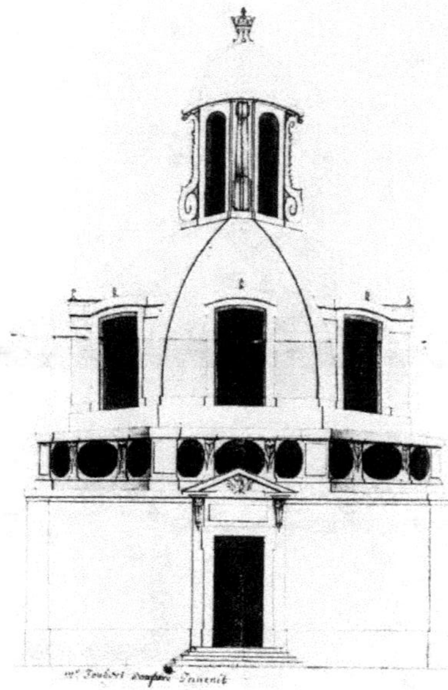

FIG. 4. - DESSIN ORIGINAL DE L'ARCHITECTE
CHARLES JOUBERT
POUR LA FAÇADE DONNANT SUR
LA RUE DES CORDELIERS.
(A.N. Min. centr. Étude XCI, liasse 484)

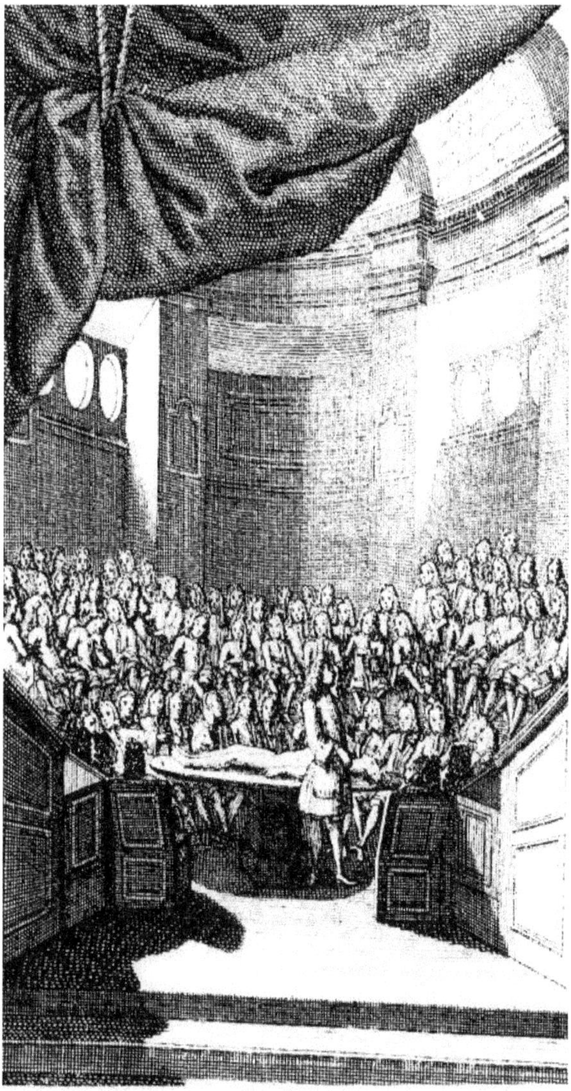

FIG. 9. - GRAVURE MONTRANT UNE VUE INTERIEURE
DE L'AMPHITHÉÂTRE PENDANT UN COURS D'ANATOMIE
(tirée de l'ouvrage de P. Dionis,
Cours d'opérations de chirurgie..., Paris, 1707)

Dissection à
l'amphithéâtre
Saint Côme

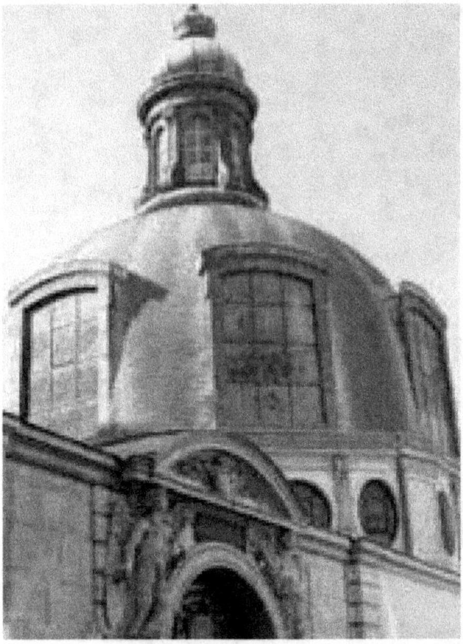

L'amphithéâtre aujourd'hui

« La grande opération »

Les chirurgiens ne s'élèveront que parce qu'ils ont opéré des rois : Vacary sur Henry VIII (1546), Ambroise Paré pour Henri II (1559) et François II (1560) ou parce qu'ils ont écrit.

En France, l'opération de Félix de Tassy fera beaucoup pour la reconnaissance des chirurgiens. Il a succédé à son père comme premier chirurgien du roi en 1676, il est nommé chef du Collège de Saint Côme par ses collègues. En 1686, Louis XIV a 48 ans et dirige le pays depuis 25 ans ; le 15 janvier, il est incommodé par une petite tumeur à côté de l'anus ; celle-ci devient douloureuse et augmente de volume. Antoine d'Aquin, premier médecin du roi prescrit des cataplasmes, sans résultat. Le 23 janvier, l'application de la pierre à cautère, on brûle la peau, plutôt que l'incision proposée par Félix, premier chirurgien du roi, permet la fistulisation. En réalité, le roi à un abcès de la marge anale, pathologie courante, dont l'incision permet l'écoulement du pus et lève immédiatement les douleurs. Mais cet abcès est la conséquence d'une communication survenue avec l'intérieur de l'intestin, juste au-dessus de l'anus et le traitement complet nécessite pour guérir une ouverture complète du trajet. En effet, même si le roi remonte à cheval, les écoulements perdurent et des pics fébriles avec frissons gâchent le mois d'août, malgré les lavements, les saignées et le quinquina. On teste sans succès les eaux de Barèges ou de Bourbon chez des patients atteints de fistule.

Devant la persistance des troubles, on se concerte : Louvois qui a succédé à Colbert, d'Aquin et Félix proposent trois solutions : l'application de caustiques, douloureuse pendant plusieurs semaines, la ligature, à resserrer tous les jours comme le fil à couper le beurre ou l'incision. Le roi prend sa décision en septembre, ce sera l'incision. Félix s'entraine sur les patients atteints de fistule anale dans les hôpitaux de Paris et fait fabriquer un bistouri spécifique à lame courbe, fine, prolongé par un fil d'argent pour relier les deux orifices et sectionner le trajet. Le 18 novembre à 5 heures du matin, 4 apothicaires administrent un lavement, Louvois, Madame de Maintenon et le père de la Chaise, confesseur du roi se présentent. À 8 heures, la « grande opération » est pratiquée par Félix en présence de d'Aquin, Louvois, Fagon, médecin qui succédera à d'Aquin, et Bessières, chirurgien reconnu sur la place de Paris, seuls dans la chambre du roi. Nulle part, il n'est question d'anesthésie. On rapporte que le roi tient conseil le jour même et reçoit les ambassadeurs le lendemain. Le Mercure galant, gazette de Versailles rapporte le succès de l'opération et le courage du roi ; le royaume est soulagé. Il faudra réinciser l'orifice externe le 7 décembre, car malgré les mèches, la cicatrisation avance trop vite. Le 27 décembre, la cicatrisation est acquise. Le roi distribue des remerciements pour 572 000 livres, essentiellement à Félix, d'Aquin et Fagon. Lully, surintendant de la musique du roi, répète un Te deum pour fêter la guérison le 6 janvier 1987. Il se blesse le pied avec son bâton pour battre la mesure, la blessure s'infecte, il refuse l'amputation et meurt le 22 mars suivant de la gangrène. Pour plusieurs historiens, le Te deum aurait été repris par Haendel en 1745 après qu'il l'eut entendu à Versailles en 1714 « dieu sauve le roi » devenant « God save the king »[18].

Ce n'est en France qu'en 1743 que la querelle cessera entre les médecins et les chirurgiens ; par acte royal, le 23 avril : les chirurgiens doivent être « maitre ès arts », c'est-à-dire avoir un diplôme de médecin.

L'ACCÈS AU CORPS SANS DISSECTION

Pour accéder à l'examen du corps, l'examen des organes par les orifices naturels était moins intrusif et moins dangereux, c'est pourquoi on retrouve des traces de speculum en 600 av. J.-C., un speculum pour le rectum chez Hippocrate en 400 avant Jésus-Christ, un otoscope dans le traité de médecine indienne Shushruta-Samahita en 200 après Jésus-Christ, des outils pour l'inspection interne de l'oreille, l'urètre et des outils pour enlever des corps étrangers de la sphère ORL dans les volumes de l'Encyclopédie médicale d'Abulcasis (936-1013) traduit à Venise à la fin du XVe siècle avant les écrits de Galien et Hippocrate. Ce dernier avait bien anticipé le problème : « de la lumière, il y a deux espèces : la lumière commune et la lumière artificielle » [19]. En effet, voir est bien le problème. Aux 15e et 16e siècles, des textes de Gui de Chauliac et Avicenne suggèrent l'utilisation de miroirs ; Arantius, élève de Vésale, utilise une bougie derrière un verre rempli d'eau [20].

Parallèlement, l'optique fait des progrès : le microscope pour Pierre Borel, médecin de Louis XIV en 1655 [21], et le Hollandais Antoni van Leeuwenhoek (1674), les loupes, lentilles, miroirs coniques pour l'Allemand Johann Michel Conradi (1710), l'Anglais Archibald Cleland (1729) et le Français André Levret (1743) et leurs applications médicales permettront quelques avancées [22-24]. Mais c'est véritablement à partir du début du 19e siècle que les progrès vont démarrer, même si on ne comprend rien à la lumière et que la seule source lumineuse est la flamme d'une bougie.

NOTES

1-Von Staden H. Herophilus, the art of medicine in early Alexandria ? Cambridge University Press 1989.

2- Nguyen Tran Huan. Esquisse d'une histoire de la biologie chinoise, des origines jusqu'au IVe siècle. Rev. Hist. Sci. 1957, 10, 1, 1-37.

3- Baldwin JW. Paris et Rome en 1215. Journal des savants 1997 ; 99.

4- Luchaire A Innocent III et le quatrième concile de Latran. Revue historique 1908 ; 98, 1 Paris. Presses universitaires de France.

5- Perdicoyianni-Paleologou H. Anatomy and Surgery. Adolf M Hakkert. Amsterdam 2016.

6- Comiti VP. Histoire des universités de médecine : quelques jalons. Tribunes de la santé 2007 ; 3, 19.

7- Sournia JC. Histoire de la médecine. La découverte Paris 1997.

8- Lehoux F. Le cadre de vie des médecins parisiens aux XVIe et XVIIe siècles. Picard Paris 1996.

9- Brockbank W. Old anatomical theaters and what took place therein. Med Hist 1968; 12, 4 , 371 Cambridge University Press.

10- Schumacher GH. Theatrum Anatomicum in History and Today. Int J Morphol. 2007 ; 25, 1, 15.

11- Robert G. Le premier médecin du roi. Hist Sci Med 1998 ; 32, 4, 373.

12- Lunel A La maison médicale du roi. Ed Champ Vallon Seyssel 2008.

13- Laget PL. L'amphithéâtre d'anatomie des chirurgiens de la communauté de Paris sis rue des cordeliers. Bulletin Monumental 1998 ; 4, 369.

14- Vons J. De l'anatomie des plantes à l'anatomie de l'homme au jardin des plantes de Paris (1618-1718) Journal de botanique 2019 ; 85, 41.

15- Hottin C. Retour sur un patrimoine parisien méconnu : les espaces de transmission du savoir à l'époque moderne (I) de la maison à l'amphithéâtre. In situ Revue des patrimoines 2011 ; 17, 21.

16- Lefrère JJ. Berche P. André Vesale, pionnier de l'anatomie humaine. Presse Med 2010 ; 39, 713.

17- Laget PL. Le développement paradoxal de l'anatomie et de la chimie dans un sanctuaire de la botanique : le jardin royal des plantes médicinales. In situ. Revue des patrimoines 2017 ; 31.

18- Le Roi JA. Journal de la santé du roi Louis XIV de l'année 1646 à l'année 1711 écrit par Vallot, d'Aquin et Fagon, tous trois premiers médecins avec introduction, notes, réflexion critique et pièces justificatives. Paris Auguste Durand 1862.

19- Littré E. Œuvres complètes d'Hippocrate JB Baillière. Paris, 1839-1861.

20- Segal A. Les progrès de l'exploration visuelle des organes au XVII et XVIIIème siècles. Histoire des sciences médicales 1979 ; ; 13, 395.

21- Chabbert P. Pierre Borel 1620 ?-1671 ; Revue Histoire des Sciences 1968 ; 21, 4, 303.

22- Conradi JM. Der dreyfarcht geartete sehe-strahl; in einer kurtze doch deutlichen anweisung zur optica oder senhe-kunst. Coburg 1710.

23- Ross H. Archibald Cleland A. c1700-1771. BMJ 1984 ; 288, 1131.

24- Levret A. Observations sur la cure radicale de plusieurs polypes de la matrice, de la gorge et du nez. Académie Royale de Chirurgie Paris 1749.

LE 19^{E} SIÈCLE
L'ENDOSCOPIE PAR LES VOIES NATURELLES

La géographie médicale en France à la fin du 18e siècle peut être approchée grâce à deux documents : une enquête administrative de la Société Royale de Médecine en 1786 et une enquête du Comité de Salubrité, plus exhaustive, en 1790. Il existe 4,5 médecins pour 10 000 habitants, pour une population estimée à 27 millions, essentiellement rurale. Les médecins sont 4 à 10 fois moins nombreux que les chirurgiens. 78 % des médecins exercent en ville, 74 % des chirurgiens à la campagne. Le taux de recours aux médecins et chirurgiens est de 55 % en ville et 17,5 % à la campagne. Il existe d'importantes disparités entre les régions, entre la ville et la campagne et entre le Nord et le Sud comme si l'esprit des Lumières diffusait lentement : si dans le Sud, Toulouse, Lyon, Marseille, Montpellier et Bordeaux sont bien dotées, il n'en est pas de même dans les campagnes. Le nombre considérable de chirurgiens, estimé entre 30 et 45 000, doit être nuancé ; si le règlement établi par Georges Mareschal, premier chirurgien du roi, en 1730 est toujours en vigueur et les chirurgiens sont considérés à l'égal des médecins depuis 1743, bien peu satisfont à ces cahiers des charges. On dénombre 400 communautés dont 125 d'au moins 6 chirurgiens, sous l'autorité d'un « lieutenant » élu par ses pairs, exerçant essentiellement en ville et ayant autorité sur les chirurgiens de la campagne ; ainsi à Pau, on compte 5 chirurgiens dans la communauté, pour 143 dans la région, à Angoulême, 12 pour 160. La très grande majorité est donc constituée de chirurgiens de la campagne, rendant des services au quotidien, dont la formation est inégale et aléatoire. Est identifié en particulier un groupe important d'étudiants, plus ou moins assidus, venant de Guyenne et de Gascogne pour suivre les cours de Pierre Joseph Desault à l'Hôtel Dieu à Paris, dont on ne sait ce qu'ils deviennent, les chirurgiens de ces régions se plaignant d'une importante concurrence. La nuance entre chirurgiens, chirurgiens-barbiers, chirurgiens forains, barbiers ou rebouteux est parfois très floue. Enfin est identifié un groupe de purs charlatans [1,2].

Pendant la première moitié du siècle, les progrès médicaux seront lents. Certes, Jenner diffuse la vaccine contre la variole en 1796, Bichat développe ses confrontations anatomocliniques à l'Hôtel Dieu jusqu'en 1802, Laennec introduit le stéthoscope en 1815 et la loi du 19 ventôse XI (1803) crée les écoles cliniques de médecine, obligatoires associant cours théoriques et stages cliniques pendant 4 ans pour les médecins avec des périodes de 6 mois pour 12 enseignements : chimie médicale et pharmacie, anatomie et physiologie, médecine opératoire, médecine légale, histoire naturelle médicale, hygiène et médecine physique, pathologie externe (chirurgie) et interne (médecine), accouchements, clinique (externe), clinique interne (médecine), clinique de perfectionnement. Chaque chaire a deux enseignants titulaires parmi lesquels Desgenettes, Percy, Pinel, Baudelocque et Corvisart. L'internat a été créé sur le même mode en 1801. Est créé, le titre d'officier de santé nécessitant 3 ans de formation ou 5 à 6 ans d'expérience auprès d'un médecin [3,4].

Ainsi, si les conditions du progrès sont mises en place, il n'y a pas d'avancée thérapeutique ; l'analyse des urines se limite à la reconnaissance d'albumine ou de sucre, il existe des microscopes qui repèrent des éléments, sans pouvoir les identifier, il n'y a pas de prise de sang, pas de transfusion, interdite par le parlement de Paris depuis 1667 après des tentatives malheureuses à partir de sang de mouton et surtout pas de thérapeutique nouvelle. L'épidémie de choléra qui atteindra Paris en 1832 permettra surtout les développements de l'hygiène et de l'épidémiologie. Lorsque Lavoisier publie en 1787 la « Méthode de nomenclature chimique », identifiant 55 éléments puis en 1789 son « Traité élémentaire de la chimie », cette science est balbutiante, mais les progrès considérables, réalisés pendant la première partie du siècle vont ouvrir à la médecine des perspectives thérapeutiques majeures dans la seconde partie.

Parallèlement, la chirurgie classique va modérément progresser. Cela a toujours été le cas par les guerres. Or, les guerres européennes de 1792 à 1815, si elles ne surpassent pas le nombre de morts de la guerre de trente ans (1618-1648) [5], et si les estimations varient selon les historiens, ont causé près de 4,5 millions de morts : près d'un million de militaires français, 2 millions de militaires coalisés et près de 1,5 million de civils [6]. Deux chirurgiens illustrent bien les progrès réalisés lors de ces conflits. Pierre François Percy, sur les champs de bataille de 1793 à 1809 et chirurgien en chef de la grande armée à partir de 1803 et Dominique Larrey, au front de 1792 à 1815, chirurgien en chef de la garde impériale en 1804, puis de la grande armée en 1812 [7]. Les deux vont œuvrer dans quatre directions :

- améliorer les techniques, notamment d'amputation de membres et de désarticulation de l'épaule

- développer les ambulances volantes pour opérer sur le champ de bataille et rapatrier les blessés dans les meilleures conditions

- batailler contre les prérogatives des commissaires aux armées pour diminuer l'insalubrité dans laquelle sont pris en charge les blessés, qui tue presque autant voire plus, que les blessures elle-même.

- soigner tous les blessés, y compris les ennemis ; Larrey sera libéré après Waterloo pour avoir guéri le fils de Blücher deux ans auparavant. Le concept sera repris en 1859 après la bataille de Solférino par Henry Dunant pour créer la Croix-Rouge.

Mais comme pour la médecine, la donne changera vraiment pour la chirurgie avec l'introduction de l'anesthésie puis de l'antisepsie dans la seconde partie du siècle. En revanche, c'est dès le début que va se développer un nouvel abord de la médecine.

LES VICISSITUDES DE PHILIPP BOZZINI ET DE SON « LICHTLEITER »

Issu d'une famille éduquée italienne, son père quitte l'Italie après un duel fatal en 1760 et s'installe à Mayence. Il s'y marie et Philipp nait en 1773. Philipp est dans l'œil du cyclone quand il débute ses études de médecine ; en effet, les évènements s'enchainent : la Révolution française conduit à la fuite des émigrés, en particulier à Mayence chez le prince archevêque de Mayence très remonté contre les révolutionnaires. En 1792, la France déclare la guerre à la coalition austro-prussienne, gagne à Valmy, franchit le Rhin et les 20 000 soldats de l'armée du général Custine encercle Mayence qui capitule. La surpopulation rend les études impossibles et Bozzini part en 1794 poursuivre ses études à l'université d'Iéna chez le Pr

Hufeland, qui publiera plus tard la description complète du Lichtleiter. Il revient en 1796 à Mayence pour finir ses études. Médecin en juin 1797, il débute une pratique civile mais la deuxième coalition de 1798 va voir refluer les armées du Directoire face à l'offensive de l'Archiduc Charles, frère de l'empereur d'Autriche François Joseph 1er. L'hôpital de campagne de 120 lits dont il s'occupe de français devient autrichien. Il obtient à cette occasion les faveurs de l'Archiduc Charles d'Autriche qui lui octroie un appartement à Vienne et des moyens sanitaires pour ses recherches. Lors du traité de paix de Lunéville en 1801, Mayence devient Français, il refuse la nationalité, et part à Francfort. Faute d'argent et même si son grand-père est de Francfort, ce n'est qu'avec l'appui de l'Archiduc Charles qu'il obtiendra la citoyenneté de Francfort en 1802, repassera ses examens et pourra y exercer. Il y mourra alors qu'il traite la population contre une épidémie de fièvre typhoïde en 1809. Une pierre funéraire dans la cathédrale de Francfort rappelle son souvenir.

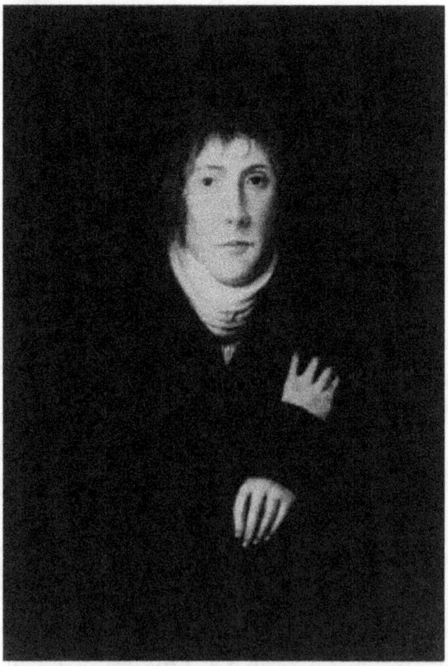

Philipp Bozzini (1773-1809)
Institut für Stadtgeschichte Frankfurt/Main

Entre 1802 et 1809, son activité lui laisse du temps pour des recherches. Il conçoit le premier instrument pour examiner les organes utilisant une lumière artificielle : le « Lichtleiter ». Il reprend les éléments d'optique décrits par l'allemand Johann Michael Conradi dès 1710 : loupes, lentilles, miroirs coniques... [8]. L'objet mesure 35 centimètres de haut ; la partie supérieure est surmontée d'une éponge humide pour absorber la fumée. La partie moyenne contient la source lumineuse qui est une chandelle fixée par des ressorts afin qu'elle reste fixe, avec un miroir concave et permet d'un côté d'adapter différents conduits pour examiner le vagin, la vessie chez la femme, le rectum et le larynx, et de l'autre côté une ouverture pour regarder. Une cloison verticale au centre sépare le compartiment de la source lumineuse du compartiment de la vision, enfin la base.

L'annonce est faite le 7 février 1805 dans un petit quotidien d'information générale. En juin, il adresse la description de son appareil à l'Archiduc Charles, en charge des hôpitaux militaires. Celui-ci apprécie mais l'appareil doit être validé par l'Académie Joséphine à Vienne. Il transmet le document en juillet. Bozzini fait une démonstration au grand auditorium de l'Académie impériale pour l'examen du vagin et de l'urètre d'une femme jeune. La réponse de l'Académie est positive ; il appartient à l'empereur François Joseph de décider ; celui-ci prend l'avis de son médecin personnel, Joseph Stifft, Président de la Faculté de médecine de Vienne, fondée en 1365, en concurrence avec la toute jeune Académie, fondée en 1784. Joseph Stifft propose que l'appareil soit examiné par des experts ; ce sera le cas sur au moins 10 patientes. Forte de ses évaluations, en février 1807, l'Académie recommande son utilisation, alors que la Faculté, sans évaluation, ne met que quelques jours pour le qualifier de « petit jouet » et mettre en garde sur son utilisation. L'empereur demande de nouvelles évaluations. En octobre 1807, l'Académie remet un rapport détaillé témoignant de son grand potentiel. L'absence de réponse de la Faculté stoppera net l'innovation, même si Bozzini communique son invention à Berlin et Weimar en 1806 et 1807 « Une source lumineuse : sa description et son utilisation pour l'illumination des cavités internes et interstices de l'organisme animal vivant » [9,10].

Mais les vicissitudes du Lichtleiter ne s'arrêtent pas là, car le Lichtleiter va voyager. En effet, en 1945, l'objet disparait du musée Joséphine à Vienne. Dans les années 1960, le docteur Irving Bush du Cook County Hospital à Chicago le retrouve dans un carton à l'American College of Surgeons (ACS), le nettoie et le met sur sa télévision. Entre 1971 et 1992, il sera confié à l'American Urological Association (AUA) pour l'exposer lors de différentes manifestations. En 1996, le docteur Rainer Engel, conservateur d'un musée à Baltimore et connaisseur de l'histoire de l'urologie, de retour de Vienne en 1996, demande à l'American College of Surgeons la restitution de l'objet à l'Autriche ; il essuie un refus du directeur des collections. Il fait une nouvelle tentative auprès de la secrétaire qui lui explique qu'il est inutile de lui poser la question tant qu'elle vivra. Mais celle-ci meurt.

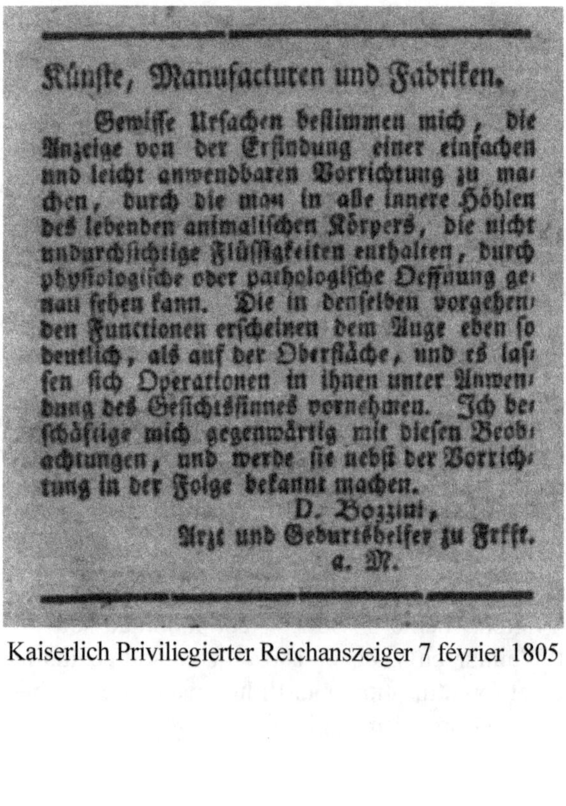

Künste, Manufacturen und Fabriken.

Gewisse Ursachen bestimmen mich, die Anzeige von der Erfindung einer einfachen und leicht anwendbaren Vorrichtung zu machen, durch die man in alle innere Höhlen des lebenden animalischen Körpers, die nicht undurchsichtige Flüssigkeiten enthalten, durch physiologische oder pathologische Oeffnung genau sehen kann. Die in denselben vorgehenden Functionen erscheinen dem Auge eben so deutlich, als auf der Oberfläche, und es lassen sich Operationen in ihnen unter Anwendung des Gesichtssinnes vornehmen. Ich beschäftige mich gegenwärtig mit diesen Beobachtungen, und werde sie nebst der Vorrichtung in der Folge bekannt machen.

D. Bozzini,
Arzt und Geburtshelfer zu Frkft.
a. M.

Kaiserlich Priviliegierter Reichanszeiger 7 février 1805

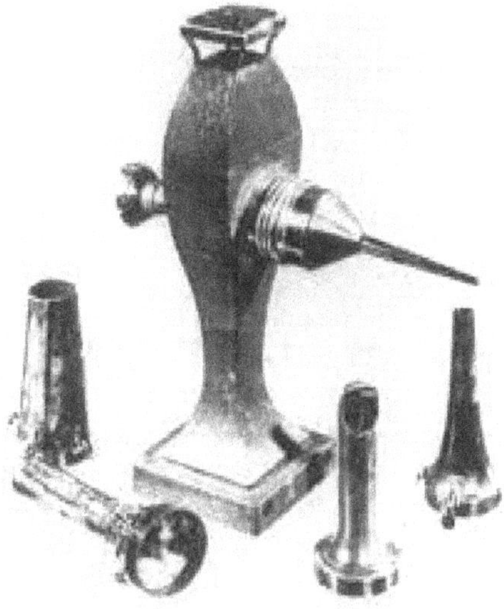

Le Lichtleiter
ZA Korczewski, combustion engines 2008, 133, 2

Finalement, le Lichtleiter sera restitué en mai 2002 au congrès commun AUA-ACS à Orlando, au Docteur Manfred Skopec, représentant la Société internationale de recherche sur l'Endoscopie Nitze-Leiter à Vienne, maintenant restitué au Josephina [11].

Bien qu'adaptable à plusieurs orifices, le projet devait être en effet perfectible :

- la lumière devait être fournie par une chandelle : utilisée depuis des siècles et encore maintenant en l'absence d'électricité, le principe est que l'allumage de la mèche fait fondre le corps gras disposé autour ; celui-ci monte par capillarité le long de la mèche et c'est le mélange adéquat de la pyrolyse incomplète du corps gras et de l'oxygène qui produit la partie lumineuse de la flamme ; lorsque la pyrolyse est complète, le gaz chaud monte, la lumière disparait arrêtée par les forces de gravité expliquant la forme pointue de la flamme.

Le préfet de police de Louis XIV, Nicolas de la Reynie, installa les réverbères dans les rues de Paris à partir de 1667 pour des raisons de sécurité, utilisant le même principe, le corps gras était de l'huile. À partir de 1800, l'éclairage public sera assuré par le gaz : on distille du charbon et le gaz obtenu est alimenté jusque dans les réverbères. La rue de la Paix est alimentée en 1829 ; le préfet de Seine fait remplacer à Paris, l'huile par le gaz en 1833.

Le tout-venant utilisait des chandelles de suif qui donnait une fumée noire et épaisse et dont la mèche charbonnait beaucoup ; les cierges, utilisant la cire d'abeille, d'un coût élevé, étaient réservés à la noblesse et au clergé ; le concepteur en a profité. La bougie actuelle n'a été conçue qu'en 1823, à partir de l'acide stéarique découvert par Michel Eugène Chevreul, remplaçant la glycérine découverte en 1783. C'est d'ailleurs à partir de 1823 que débutera l'industrialisation des bougies et des savons [12]. Et surtout, l'intensité de la lumière restait faible.

- de même, le miroir au début du 19e siècle n'est pas celui que nous connaissons : outre le fait que la fabrication en est jalousement gardée par les maitres verriers (Colbert, pour faire construire la galerie des Glaces à Versailles, devra espionner et acheter quelques maitres verriers vénitiens ; à l'époque, la technique limite leur taille à 1,08 mètre), les miroirs sont un alliage d'étain et de mercure sur verre donnant un reflet bien moins bon que ceux créés par Justus von Liebig en 1835 qui permettra de réduire le nitrate d'argent et le déposer sur le verre.

- Enfin, le champ de vision de cet appareil restait très limité.

On est ici bien loin de la cœlioscopie ; en effet, il va falloir maitriser successivement la lumière, l'optique et l'image. Cela prendra près de deux siècles.

Maitriser la lumière ?

Maitriser la lumière, c'est maitriser l'électricité. Le phénomène de l'électricité est connu depuis l'Antiquité car les hommes avaient bien observé des phénomènes d'électrostatique ou d'aimantation, certaines substances ayant tendance à se rapprocher entre elles, l'ambre dont le nom grec est électron, avait ces vertus, ou au contraire à s'écarter, sans parler de l'observation de la foudre. C'est en 1600 que William Gilbert, étudiant les boussoles, invente le terme « électricité » dans son ouvrage sur le magnétisme. Mais ces phénomènes ne commenceront à être expliqués qu'au 18e siècle, domestiqués à la fin du 19e et pour usage médical, généralisés dans la deuxième moitié du 20e siècle.

En 1703, Isaac Newton prend la présidence de la Société Royale à Londres et favorise la démonstration d'expériences scientifiques lors des séances hebdomadaires. En 1705, Francis Hauksbee, fait éteindre toutes les bougies de la salle et fait tourner une boule de verre dans laquelle, il a auparavant fait le vide ; lorsqu'il met sa main au-dessus, il fait apparaitre des formes bleu vif dans la boule. Il fait sensation mais pas plus que les magiciens de l'époque qui dans les salons soulèvent des plumes en frottant une tige de verre ou enflamment un verre de cognac en plaçant leur doigt dessus. La sensation est surtout que ce phénomène est présenté dans une enceinte scientifique et qu'un humain reproduit un phénomène qu'on pensait divin ou magique. C'est le début du siècle des lumières durant lequel la science et la raison vont l'emporter sur le poids de l'autorité de l'église.

En 1730, Stephen Gray, un teinturier britannique qui avait observé qu'il y avait parfois des étincelles sur les pièces de soie, découvre qu'il y a des matières qui conduisent ce fluide magique, « les conducteurs » (les métaux, le corps humain) et pas d'autres, « les isolants » (le verre, la soie).

Mais comment stocker ce fluide ? Parmi d'autres, Pieter Van Musschenbroek à Leyde cherche. Il génère comme tous le fluide avec la boule d'Hauksbee et le conduit par un fil métallique dans un réservoir d'eau placé sur un isolant ; rien ne se passe. En 1745, il commet une erreur, il fait la même expérience en tenant le réservoir d'eau et prend une violente décharge. Ainsi, par sérendipité, il constate que le pouvoir du fluide reste dans le réservoir d'eau et que de plus, son intensité augmente. C'est la création de la bouteille de Leyde. La diffusion est mondiale. C'est le premier condensateur.

Benjamin Franklin, colon américain, non universitaire, rationnel et démocrate, s'intéresse à la question. Il reproduit la bouteille de

Leyde en plaçant une tige métallique de 12 mètres dans une bouteille de verre dans le jardin du comte de Buffon à Marly-la-ville avec l'idée de voir ce qui se passe en cas d'orage avec la foudre. Un orage survient le 23 mai 1752 ; l'assistant approche sa main, celle-ci est brulée. Outre qu'il invente le paratonnerre, il postule qu'il y a des forces positives et d'autres négatives.

Le duc Henry de Cavendish apprend que les pécheurs se plaignent de décharges électriques lorsqu'ils attrapent des poissons torpilles ; il s'intéresse à cette espèce qui fabriquerait de l'électricité. Ses expériences confirment le fait mais curieusement, il n'y a pas d'étincelle. En 1774, il postule que dans la bouteille de Leyde, la tension est élevée mais la charge faible contrairement au poisson torpille où la tension est faible mais la charge élevée ; il différencie ainsi la quantité (charge) et l'intensité (tension ou différence de potentiel), toutes les deux mesurables.

À la même époque, en Italie, la querelle fait rage entre Giovanni Galvani de l'université papale de Bologne, conservatrice, pour qui, après ses expériences sur les paralysés ou des pattes de grenouille, l'électricité est issue du corps humain d'origine divine, le cerveau commandant les muscles ; il publie en 1791 en latin ses « Commentaires sur les forces électriques dans les mouvements musculaires ». Alessandro Volta, de l'université autrichienne de Padoue, plus rationnelle, pense que les expériences de Galvani ne sont que des réflexes à l'influence de l'électricité extérieure fournie par le générateur. Il constate qu'en associant différents métaux sur sa langue, il ressent un picotement ; il reprend les observations de Cavendish sur la torpille et amplifie le phénomène en empilant des disques de différents métaux ; deux fils reliés à la pile et placés sur sa langue amplifient le phénomène en continu. Il crée la pile et démontre que l'électricité est issue de l'interaction de différents métaux, et est continue, comme l'eau : c'est le courant électrique. On est en 1792 [13].

En 1808 à Londres, Humphry Davy crée l'arc électrique, avec une pile géante de Volta, source de lumière continue et intense. Il faut maintenant domestiquer cette lumière. Cela prendra 70 ans.

Certains médecins essaieront d'appliquer ces découvertes à la médecine, sans effet autre que mondain voire financier : Franz

Anton Mesmer développera le magnétisme, Jean Paul Marat tiendra une boutique d'électricité médicale.

PIERRE SALOMON SÉGALAS (1792-1875) : LE SPECULUM URÉTROCYSTIQUE

Depuis l'antiquité, la maladie de la pierre, la présence de calculs dans la vessie, est très répandue et source d'inconfort, d'infections, d'hémorragies, parfois mortelles. Cromwell, Montaigne, Darwin, Newton, Michel Ange, Mirabeau, Benjamin Franklin en ont souffert. Elle touche également les enfants. Napoléon III en mourra ; son état lors des quelques semaines de la guerre de 1870, alors qu'il est commandant en chef, est un des facteurs de la défaite : sous calmants, urinant du sang pur, ayant les pires difficultés à monter à cheval. Une opération avait été envisagée, mais la mort du Maréchal Niel, ministre de la Guerre, en août 1869 après cette opération par Nélaton, avait fait surseoir ; ce dernier consulté, ne préconisait qu'un sondage… L'idée de consulter Félix Guyon, plus jeune et qui créera l'école urologique française, n'avait pas été retenue. Exilé en Angleterre, Napoléon III sera opéré deux fois en quelques jours et décèdera dans les suites [14].

Au début du 19e siècle, le traitement consiste à retirer les calculs en accédant à la vessie : les options chirurgicales sont une ouverture par le périnée (lithotomie basse), la mortalité est supérieure à 50 %, une ouverture directe de la vessie au-dessus du pubis (lithotomie haute), ou une lithotritie (on casse les calculs) par l'urètre, mais ce dernier geste est aveugle. Jean Civiale (1792-1867) a débuté cette technique en 1824 chez Dupuytren : son habileté, la pince de sa création, et probablement le fait qu'il se lave les mains, assureront au « père de la lithotritie » une renommée européenne, une nombreuse clientèle et deux prix de l'Académie de Médecine en 1826 et 1827 [15]. Il dirigera le premier service spécifique d'urologie à l'hôpital Necker.

Toutefois, le geste reste aveugle ; c'est pourquoi Pierre Salomon Ségalas, élève de Magendie, présente à l'Académie des sciences le 11 décembre 1826 un spéculum urétrocystique : Un premier tube cylindrique pour atteindre la vessie avec, à la base, un miroir conique tronqué à son sommet et un deuxième tube optique avec un miroir concave, les deux bougies étant placées entre les deux miroirs. La lumière est meilleure mais encore insuffisante. Augustin Fresnel, un des pionniers de la lumière, qui assiste à la séance, l'encourage à renforcer la source lumineuse et à la déporter sur le côté par un miroir à 45°. Ce message ne restera pas inutile. En effet, Jean Pierre Bonnafont, médecin militaire, présentera le premier en 1834, un otoscope avec source lumineuse latérale [16,17].

ANTONIN JEAN DESORMEAUX : LE PÈRE DE L'ENDOSCOPE

Il a une lourde hérédité : c'est la cinquième génération de médecins, son grand-père était membre de l'Académie Royale de Chirurgie, son père succède à Baudelocque à la chaire d'accouchement en 1811 et meurt quand il a 15 ans. Interne des hôpitaux de Paris, de la promotion de Claude Bernard et Alfred Richet, il est méthodique, chercheur, discret comme son père. Docteur en 1844, Chef de service à la maternité de Port-Royal en 1856 puis Cochin puis à l'Hôpital Necker en 1862 jusqu'à sa retraite en 1878. Il était très attaché à l'Hôpital Necker depuis ses premières années en médecine, succédant à Morel-Lavallée, à côté de Civiale, simple chirurgien. C'est Félix Guyon, considéré comme le père de l'urologie française qui succédera à Civiale en 1867. Pourtant, c'est Desormeaux, chef de service de chirurgie générale qui fera les premières urétroscopies opératoires. Peu porté sur les honneurs, il ne se présentera pas à l'Académie de Médecine, il sera membre de la Société de Chirurgie de Paris et Officier de la Légion d'honneur à titre militaire pour services rendus pendant la guerre de 1870.

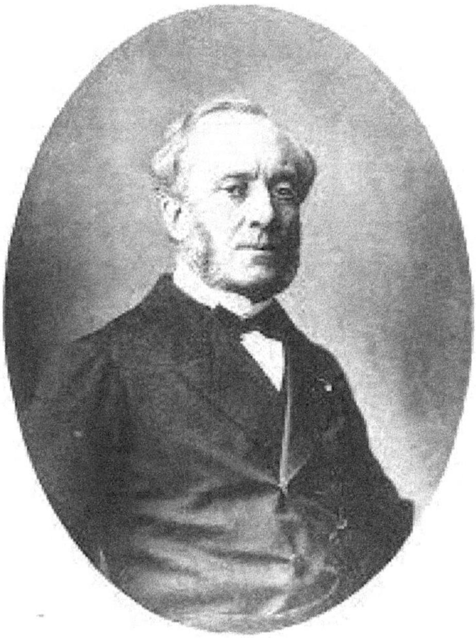

Antonin Jean Desormeaux (1815-1894)
© Bibliothèque de l'Académie nationale de médecine

Toutefois, il est méthodique et têtu ; il suit les principes de l'examen clinique développé par Corvisart à l'hôpital de la Charité qui montre l'intérêt de la percussion (1788) puis de l'auscultation par son élève Laennec (1817). Il est attentif au miroir laryngé de Manuel Garcia Junior, professeur de chant au conservatoire de Paris en 1847 (le hongrois Johann Czermak inventera le laryngoscope en 1858) et à la création de l'ophtalmoscope à Koenigsberg en 1849. Probablement n'a-t-il pas connu l'otoscope, créé en 1833 par le médecin militaire Jean Pierre Bonnafont sur le même principe que son appareil.

Il reprend la suggestion faite par Fresnel à Segalas que celui-ci lui confie. L'appareil est constitué d'une sonde, d'un tube monté le long de celle-ci, avec un miroir à 45° percé dans son centre pour l'œil, une lampe solidarisée au bloc optique avec un mélange d'alcool-térébenthine comme source lumineuse, une lentille placée entre le miroir et la lampe pour faire converger les rayons à l'extrémité de la sonde. Le prototype est créé en 1852, les essais sont concluants et il présente son appareil à une commission de l'Académie de médecine en novembre 1853. La présentation officielle de son « endoscope » sera faite le 26 mars 1855 à l'Académie des Sciences : c'est en effet lui qui crée le terme : « de l'endoscope, instrument propre à éclairer certaines cavités intérieures de l'économie ». Il précise qu'on peut voir l'urètre, la vessie, le col et le corps de l'utérus, les fosses nasales, la partie supérieure du pharynx et que « cet instrument est susceptible d'autres applications » [18].

Si la lumière et la maniabilité sont bien améliorées, si la morphine a été introduite en 1817 et commercialisée en 1833, la codéine en 1832 et que les anesthésies générales par l'éther, le chloroforme et le protoxyde d'azote ont été déjà réalisées, la vision reste très rapprochée (on ne voit pas les méats urétéraux, ce n'est que l'onglet mobile d'Albarran qui le permettra en 1897) et il n'y a pas de courant d'eau continue. Desormeaux décrira les lésions d'urétrite gonococcique, réalisera quelques urétrotomies, sans asepsie… S'il reçoit de nombreux visiteurs étrangers, Desormeaux écrira peu, seulement deux traités en 1865 et voyagera peu, si l'appareil est difficile d'utilisation et cher, c'est l'histoire qui le consacrera car il est le premier : à introduire le terme endoscope, à l'introduire chez des patients, à réaliser des diagnostics comme l'urétrite gonococcique et des gestes thérapeutiques comme le nitrate d'argent sur les granulations ou l'ablation de polypes.

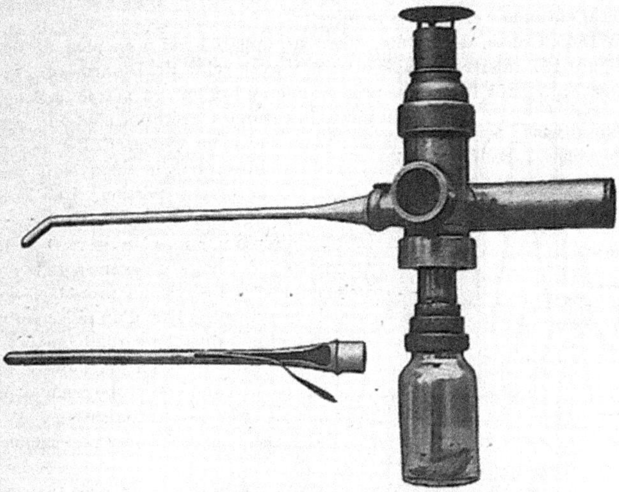

Fig. 192. — Endoscope de Desormeaux. Instrument original
(Communiqué par M. Ange Desormeaux).

Pousson A Encyclopédie française d'urologie Doin Paris 1914 BIU Santé

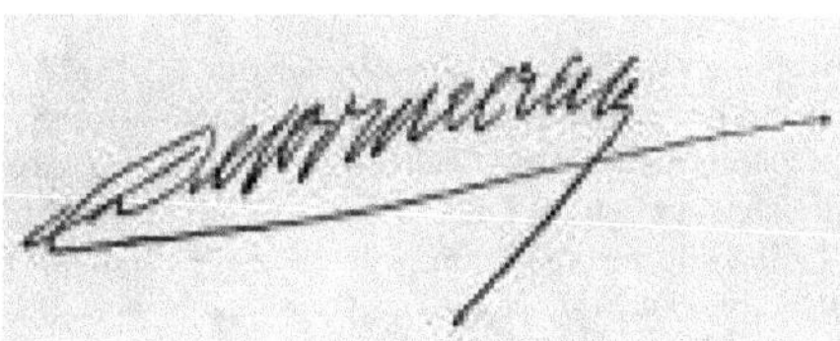

CHIRURGIE. — *De l'endoscope, instrument propre à éclairer certaines cavités intérieures de l'économie;* par **M. A.-S. Desormeaux.** (Extrait par l'auteur.)

(Commission des prix de Médecine et Chirurgie.)

« Cet instrument est construit de façon à porter la lumière au fond des cavités à travers une ouverture étroite, et à permettre en même temps à la vue de distinguer les objets qui s'y trouvent. Il se compose : 1° d'une sonde de forme variable, que l'on introduit dans les organes ; 2° d'un tube qui se fixe sur cette sonde et renferme dans son intérieur un miroir métallique incliné à 45 degrés sur l'axe de l'instrument, de manière à réfléchir, à travers la sonde, la lumière fournie par une lampe placée sur le côté de l'appareil ; 3° d'une petite lampe, dont la flamme placée au centre de courbure d'un réflecteur sphérique, envoie la lumière sur le miroir incliné ; 4° enfin d'une lentille placée entre le miroir et la lampe pour faire converger les rayons à l'extrémité de la sonde.

» Le miroir incliné est percé à son centre d'une petite ouverture, et l'extrémité libre de l'instrument porte un diaphragme également percé, de façon que l'œil peut, à travers ces ouvertures, apercevoir les objets qui se trouvent dans la direction de la sonde.

» A l'aide de cet instrument, j'ai pu examiner la muqueuse de l'urètre, qui s'accole à elle-même au bout de la sonde, en formant tantôt des plis rayonnés, partant d'un centre commun, tantôt des lignes diversement figurées; sa couleur rose et sa surface lisse à l'état normal sont parfaitement visibles; lorsqu'elle est atteinte d'inflammation chronique, elle devient rouge et offre souvent un aspect chagriné ou granuleux, semblable à celui de certaines ulcérations du col de l'utérus. Les rétrécissements du canal se présentent sous des formes variées; tantôt c'est un étroit pertuis, tantôt, et le plus souvent, on ne voit que des saillies sur quelques points de l'urètre, et une disposition des plis, variables suivant les cas, mais toujours identiques dans un cas donné.

» Dans la vessie, on voit l'état de la muqueuse, sa coloration, et les corps étrangers qui peuvent s'y trouver, quelle que soit leur petitesse. Dans la vessie d'un cadavre, j'ai vu, et fait voir aux assistants, de petites pierres de 1 millimètre environ de diamètre, dont on distinguait parfaitement la forme et la couleur.

» La cavité du col de l'utérus peut être explorée dans toute son étendue, ainsi que celle du corps de cet organe.

» Dans les fosses nasales, j'ai pu constater la présence de végétations polypeuses, reconnaissables à leur aspect fongueux et à leur coloration blanchâtre qui tranchait sur la couleur rouge de la pituitaire. La partie supérieure du pharynx est parfaitement accessible à l'instrument, introduit par les fosses nasales.

» L'endoscope, en supprimant la sonde, devient applicable à l'examen des parties profondes de l'œil, qu'il rend parfaitement visibles; mais, pour cet usage, je pense qu'il est préférable d'employer les ophthalmoscopes, construits spécialement dans ce but.

» Enfin, l'altération reconnue, on peut encore se servir de l'endoscope pour pratiquer, avec l'aide de la vue, certaines opérations, et surtout pour diriger avec certitude le caustique sur les points malades, en ménageant les parties voisines. Je suis parvenu de la sorte à détruire les derniers restes de polypes muqueux, qui jusque-là repullulaient rapidement après l'opération.

» Cet instrument est sans doute susceptible d'autres applications, et j'espère que le temps me permettra d'en trouver de nouvelles. »

Francis Cruise : Une première voie transpariétale, la Thoracoscopie

Né à Dublin, il est médecin en 1861, après avoir voyagé aux États-Unis et au Canada. Inspiré par Desormeaux, il développe un endoscope en améliorant la lumière par l'utilisation du camphre. Il insiste sur l'intérêt diagnostique du procédé pour les différentes cavités. C'est en communiquant et publiant en 1865 qu'il aide son collègue Samuel Gordon en 1866 à réaliser la première thoracoscopie, terme apparu en 1842 dans le complément du dictionnaire de l'Académie française. Président du Collège royal des médecins irlandais, il sera anobli en 1896 et sera la médecin du roi Edouard VII [19-22].

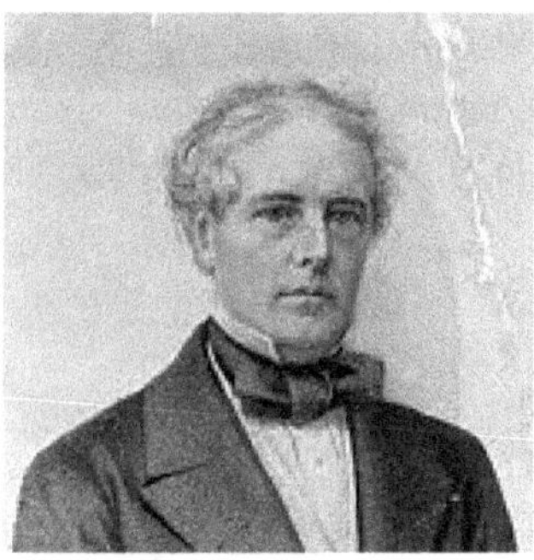

Francis Cruise (1834-1912)
National Library of Ireland on The commons

Maximilian Nitze : la diffusion de l'endoscopie

Né en 1848 à Berlin, il est médecin en 1874. Au décours d'une cystoscopie à Dresde en 1877, il constate la piètre qualité de la vision et postule que « pour éclairer une pièce, il faut mieux mettre la lumière à l'intérieur ». Il échange avec l'opticien Louis Beneche de Berlin et part à Vienne en 1878 pour encourager l'ingénieur Josef Leiter à construire un endoscope rigide avec 3 lentilles couplées en reprenant le principe d'illumination de Bruck et Trouvé par l'incandescence d'un fil de platine ; le refroidissement est assuré par l'utilisation de l'irrigation vésicale par de l'eau glacée. Il fait sa première démonstration le 8 mai 1879 à Vienne : il crée ainsi le cystoscope moderne.

Il revient à Berlin en 1880, publie son manuel de cystoscopie en 1889 et un atlas photographique en 1894. Secondairement en 1888, il adaptera sur l'appareil, l'ampoule d'Edison, ce qui éliminera toutes les problématiques de refroidissement. Il meurt en 1906 d'un accident vasculaire cérébral. L'objet permet une utilisation simplifiée, routinière à visée diagnostique et thérapeutique avec coagulation avec l'anse diathermique mise au point par Middledorf en 1852. C'est à partir du cystoscope de Nitze que seront déclinés tous les endoscopes utilisés pendant plusieurs dizaines d'années, dont les cœlioscopes de Jacobeus, utilisés au début du 20e siècle. Josef Leiter se fâchera avec Nitze sur la primauté de l'appareil ainsi qu'avec Gustave Trouvé qui l'attaque en justice pour usurpation de brevet, dans une période de fort antagonisme franco-allemand. Depuis 1906, date de sa fondation, le Prix Maximilien Nitze reste la plus haute distinction de la Société allemande d'urologie [23, 24].

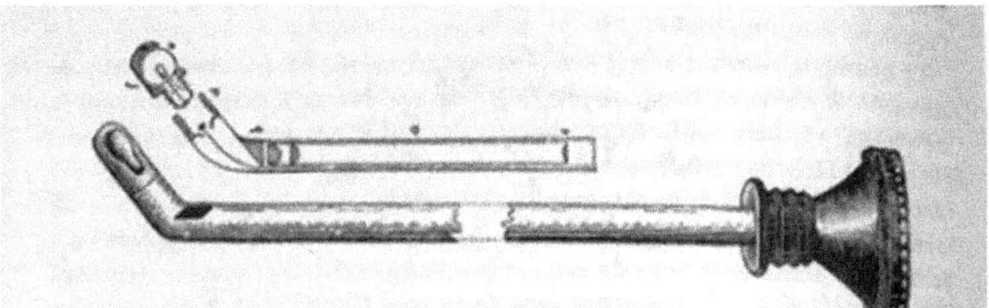
Fig. 233. — Cystoscope de Nitze.

Le cystoscope
d'Arsonval Masson Paris 1903 BIU Santé

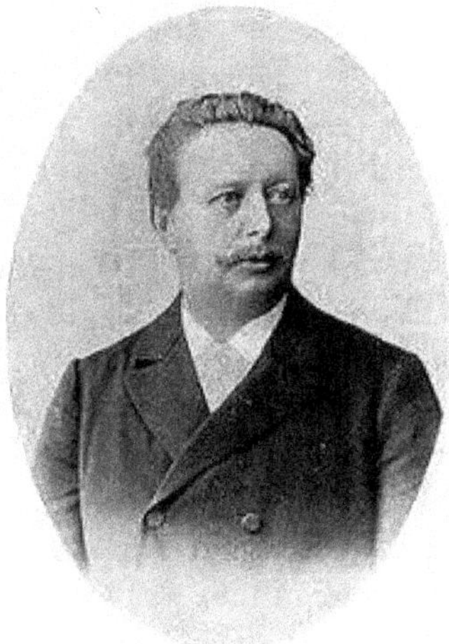

Maximilian Nitze (1848-1906)
Anonyme 1880

Jan Mikulicz (1850-1905) et la gastroscopie

Né en Ukraine d'un père polonais et d'une mère autrichienne, parlant l'allemand, l'anglais et le polonais, lorsqu'on lui demandait sa nationalité, il répondait « chirurgien ». Successivement élève de Billroth à Vienne (1875-1882), chef de service à Cracovie (1882-1887), puis à Kaliningrad (1887-1890) puis à Breslau (1890-1905), il reste l'un des chirurgiens les plus connus pour le développement du gastroscope et la création de plusieurs interventions encore couramment pratiquées aujourd'hui dans le monde entier : la pyloroplastie, la colectomie en deux temps, le drainage par le sac qui porte son nom. Ayant rencontré Lister en 1879, il adopte le masque chirurgical, le port de gants pour opérer, la stérilisation des instruments, la désinfection par l'iode et fait créer des salles opératoires aseptiques. Les chirurgiens européens et américains viendront le voir opérer à Cracovie et il fera une tournée aux États-Unis en 1903 [25].

Dans les années 1860, apporter une lumière suffisante dans une cavité obscure reste une gageure. Le 21 juillet 1868, Kussmaul à Heidelberg fait une gastroscopie sur un avaleur de sabre qu'il avait vu en démonstration ; il abandonne cette pratique car la lumière est insuffisante. Alors qu'il est l'élève de Billroth à Vienne, Mikulicz contacte l'ingénieur Joseph Leiter qui travaille avec Nitze sur le cystoscope, pour concevoir un gastroscope de 65 centimètres de long avec une partie distale flexible sur 150° ; il s'agit de prévenir l'excessive chaleur produite par la source de lumière qui avait contraint Benjamin Milliot à Kiev en 1867 à suspendre ses recherches. Il va s'aider d'une poire d'insufflation et des améliorations techniques de Leiter pour réaliser en 1881, les premières descriptions de cancers de l'œsophage et de l'estomac et réaliser la première biopsie. Devant quitter Vienne au grand regret de Billroth, car selon l'usage de l'époque, un assistant marié ne peut continuer à exercer dans un établissement universitaire, il poursuivra ses travaux à Cracovie. On rapporte qu'il fit lui-même son diagnostic de cancer de l'estomac, confirmé par une laparotomie exploratrice montrant une tumeur inextirpable métastasée au foie, alors que lui-même avait publié plus d'une centaine de gastrectomies, chiffre considérable à l'époque.

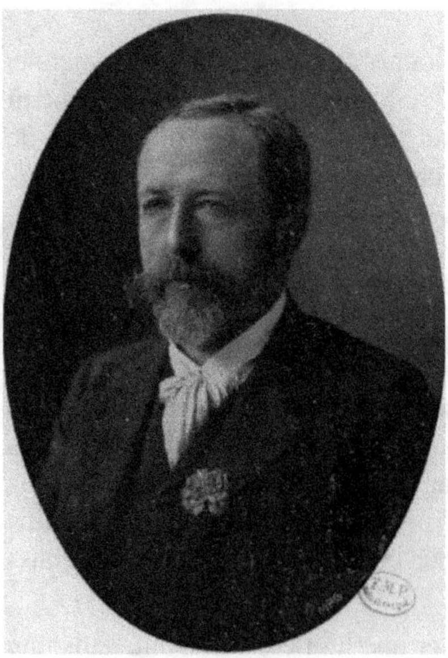

Jan Mikulicz (1850-1905)
© Anonyme BIU Santé

POURSUITE DE L'EXPLORATION PAR LES ORIFICES NATURELS

La gorge est plus accessible que la vessie ; si Ludwig Turck ne se sert que d'un simple miroir pour ses laryngoscopies à Vienne en 1858, c'est Johan Czermak de Pest, qui en même temps développe l'exploration avec une lumière artificielle, il ne s'agit encore que d'une bougie, et, après avoir passé plusieurs mois à Paris, édite son livre en Français « Du laryngoscope et de son emploi en physiologie et en médecine », en 1860. Charles Fauvel à Lariboisière soutient sa thèse « Du laryngoscope au point de vue pratique » qui conduira en 1876 à son traité de 900 pages « Traité pratique des maladies du larynx, précédé d'un traité complet de laryngoscopie ». Si on attribue à Czermack en 1858, la première photographie endoscopique, dès 1871, Louis Mandl publiera un atlas de laryngoscopie avec des photos en couleur de 800 pages [26].

Parallèlement à l'urétroscopie et à la cystoscopie, Pantaleoni présente en 1869, la première hystéroscopie, visualisation intra-utérine, à l'aide d'un cystoscope puis Bumm en 1895 à l'aide d'un urétroscope. L'introduction du lavage en 1914, l'insufflation de gaz carbonique en 1925 et la possibilité de réaliser des biopsies en 1927 feront progresser la technique [27]. Mais il ne s'agit ici que de la poursuite des explorations par les orifices naturels.

NOTES

1- Gelfand T. Deux cultures, une profession. Les chirurgiens français au XVIIIe siècle. Revue d'histoire moderne et contemporaine 1980 ; 27, 3, 468.

2- Goubert JP. Réseau médical et Médicalisation en France à la fin du XVIIIe siècle. Annales de Bretagne et des pays de l'Ouest 1979 ; 86, 2, 221.

3- Legaye J. L'enseignement de la médecine sous la révolution et l'empire. Hist Sci. Medic. 2014 ; 48, 3, 397.

4- Riaud X. La Faculté de médecine de Paris sous l'empire (1808). E-mémoires de l'Académie Nationale de Chirurgie 2014 ; 13,2, 81.

5- Roser M. Our world in data from Conflict Catalog (1400-2000)

6- Haegele V, Bey F. Infographie de l'empire napoléonien. 2023 Paris. Passés Composés.

7- Riaud X. Napoléon Ier et ses médecins. 2012 L'Harmattan. Paris.

8- Conradi JM. Der dreyfach geartete sehe-strahl, in einer kurtzen doch deutlichen anweisung zur optica oder sehe-kunst. Cobourg. 1710.

9- Bozzini D. Lichtleiter, eine erfindung zur anschauug innerer theile und krankheiten. Journal der praktischen heilkunde. Berlin, 1806.

10- Ramai D. Philipp Bozzini (1773-1809) The earliest description of endoscopy. J Med Biograph 2018; 1.

11- Engel RME. Philipp Bozzini- the father of endoscopy. J Endourol 2003; 17, 859.

12- Metzger H. Eugène Cheuvreul, historien de la chimie. Archeion 1932 ; 14, 6.

13- Jim Al Khalili, Tim Usborne. The open university. BBC 2011.

14- Chaudun N, L'été en enfer. Actes Sud, 2016.

15- Pousson A, Desnos E. Encyclopédie française d'Urologie. Paris, Octave Doin et fils. 1914 ; 269.

16- Segal A. Aperçu sur l'œuvre de Pierre Salomon Ségalas d'Etchépare 1792-1865. Hist Sci Med 2008 ; 42, 199.

17- Segal A. Le Médecin principal de 1re classe Jean Pierre Bonnafont 1805-1891. Hist Sci Med 1983 ; 17, 63.

18- Desormeaux AS. De l'endoscope, instrument propre à éclairer certaines cavités intérieures de l'économie. Bull Acad Sci. 1855 ; 692.

19- Léger P. Antonin Jean Desormeaux Progr Urol 2004 ; 14, 1231.

20- Cruise FR. The endoscope as an aid to the diagnosis and treatment of diseases. Br Med J 1865; 8, 345.

21- Gordon S. Clinical reports of rare cases, occurring in the Whithworth and Harwick Hospitals. Dublin Quaterly J of Med SCI. 1866; 41, 83.

22- Hoksch B. Thoracoscopy before Jacobeus. Ann Thorac Surg 2002; 74, 1288.

23- Mouton WG. Looking back to the advent of modern endoscopy: 150th birthday of Maximilian Nitze. World J Surg 1998; 22, 1956.

24- Newell OK. The endoscopic instruments of Joseph leiter of Vienna and the present development of endoscopy. Boston Medical and Surgical Journal 1887; 528.

25- Kielan W. Jan Mikulicz-Radecki: one of the creators of world surgery. Keio J Med 2005; 54, 1, 1.

26- Fauvel C. Du laryngoscope au point de vue pratique. Delahaye Paris 1861.

27- Madelenat P. Hystéroscopie diagnostique et opératoire. EMC gynécologie 1994.

L'ENVIRONNEMENT AU 19E SIÈCLE

LE DÉVELOPPEMENT INDUSTRIEL

Si l'anglais Joseph Lister introduit l'antisepsie en 1869, on constate que les innovations, dans le domaine qui nous intéresse, viennent essentiellement à cette époque de l'empire Austro Hongrois, de ce qui deviendra l'Allemagne et de France.

Sur le plan technique, les Allemands sont les plus dynamiques : dès 1825, ils développent les « Technischen Hochschule », écoles de techniciens et d'ingénieurs à côté de l'Université, orientées vers les sciences appliquées, proches de l'industrie. La situation est inverse en France où, en 1794, à partir de l'école des Travaux publics, est créée l'École polytechnique afin de fournir des ingénieurs dans tous les secteurs, militaires et civils. Si cette élite sera à l'origine de grandes innovations, en réalité, ces ingénieurs d'état ne suffisent pas à la demande et sont peu proches des milieux techniques et industriels. Par ailleurs, l'Université est absente. Devant ces difficultés vont se créer des ingénieurs civils à partir de l'École Centrale des arts et manufactures, privée, dont la première promotion en 1832 est de 26 membres (196 en 1885) et le Conservatoire des arts et métiers qui fournira 10 000 ingénieurs entre 1825 et 1875. En 1846, la France compte 5500 polytechniciens dont 3132 dans l'administration et 2670 ingénieurs civils. Parallèlement, les Ingénieurs allemands, nombreux et bien organisés au sein du « Verein Deutcher Ingenieur » feront une évolution inverse du système français en obtenant à partir de 1865 le statut d'universitaire au sein des « Technischen Hochschule » et les titres, si prisés outre-Rhin de « Diplom-ingenieur » et « Doktor-Ingenieur » en 1899. En France, plusieurs écoles d'ingénieurs se développeront à partir d'initiatives locales, mais en 1914, le nombre d'Ingénieurs civils est en France de 6 000 contre 25 000 en Allemagne [1-3].

Parallèlement, le développement des Chemins de Fer va favoriser les échanges et le progrès à tous les niveaux : la première ligne est ouverte en Grande-Bretagne en 1825, l'Allemagne développe son réseau domestique de 1835 à 1842, la Belgique développe le sien de 1835 à 1843, la Hollande de 1839 à 1847, la France à partir de 1837 et plus lentement que les autres pays, mais le réseau est de meilleure qualité. Les trains roulent à plus de 60 km/h, contre 12 km/h pour une voiture à cheval [4]. Malgré la crise financière de 1848, les échanges européens scientifiques et techniques vont se multiplier à une vitesse accélérée, cela d'autant que le télégraphe est créé en 1838.

1838 est également l'année ou est mis à l'eau le « Great Western », premier bateau à vapeur ; c'est le début des traversées transatlantiques : on met 15,5 jours pour aller d'Europe aux Amériques, 13 jours dans le sens inverse. Soixante ans plus tard, la vitesse et la taille des bateaux seront multipliées par trois [5].

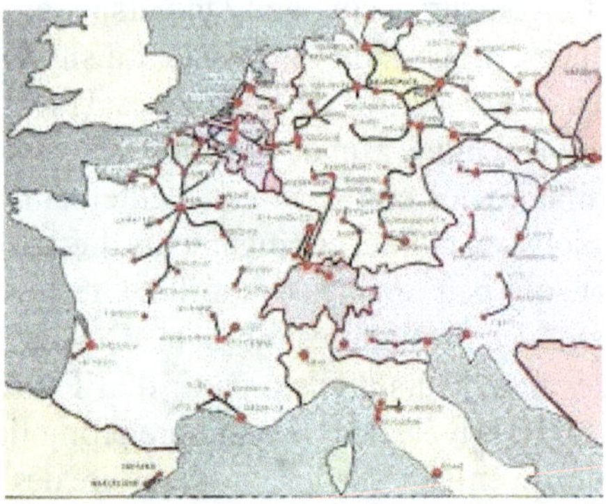

le réseau ferroviaire en 1850
clive lamming trainconsultant.com

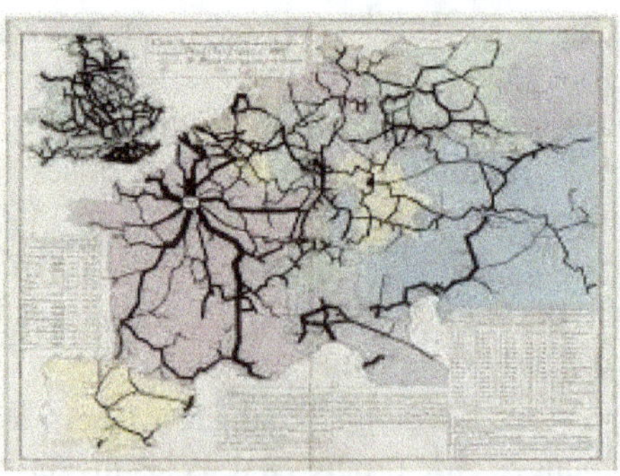

Le réseau ferroviaire en 1865. Charles Joseph Minard 1862
© Source gallica.bnf.fr/Bibliothèque nationale de France

Pour essayer d'approcher l'environnement scientifique à cette époque, on peut s'aider des recensements bibliographiques, des recensements des sociétés savantes et de l'activité de quelques éditeurs scientifiques.

Si la Royal Society à Londres est créée en 1662, les Académies des Sciences à Paris en 1666 et Berlin en 1670 puis l'Académie Royale de Chirurgie (1748), l'Académie de Médecine (1820) à Paris, les bulletins et comptes rendus de ces institutions vont vite être concurrencés par des moyens de diffusion non académiques. Le Repertorium Kauer à Berlin liste pour la seule année 1794, 832 publications médicales. En 1867, est publié à Londres, le « Catalogue of scientific papers ». Il s'agit ici de publications scientifiques au sens large : de 1800 à 1863, ont été publiés près de 200 000 articles dont 64 739 en Allemagne, 54 823 en France, 40 660 en Angleterre, 11 782 en Italie, 8760 aux États-Unis et… 225 en Australie. Seuls 3 % des articles ont des auteurs multiples. Ce sont 1400 publications qui ont été recensées. La liste des titres et travaux et déjà bien installée : Parmi les auteurs de plus de 50 publications, on compte 114 Français ou Belges, 91 Allemands et 84 Britanniques ou auteurs des Etats Unis, 12 Autrichiens, 12 Italiens. À leur mort, Justus Von Liebig et Adolphe Quetelet auront respectivement 317 et 220 citations. Lorsque Henri Poincaré présente sa candidature à l'Académie des Sciences, il l'appuie de 102 publications. En 1894, le Catalogue de la Librairie Nationale des États-Unis, actuellement la plus grande bibliothèque médicale au monde, fondée en 1836, recensait 497 832 articles et 160 245 livres ; il tient en 15 volumes [6].

Pourtant la plus ancienne publication médicale au monde, existant encore, est américaine : Le « New England Journal of Medicine » a été créée en 1812 ; elle garde à ce jour le plus fort impact factor, suivie par « The Lancet » fondé en Angleterre en octobre 1823 et le « British Medical Journal » en 1840. Julius Springer crée à Berlin en 1842 un périodique d'abord technique avant de s'orienter vers les disciplines médicales. En Belgique, le nombre de périodiques médicaux passe de 2 en 1830 à 94 en 1914. Les vicissitudes économiques de la presse surtout si elle est spécialisée n'assureront pas toujours une longue durée de vie à beaucoup de ces périodiques, cela d'autant qu'au cours du siècle, la médecine évolue vers des spécialisations. La France compte depuis le 19e siècle deux éditeurs majeurs en médecine : les éditions Baillière et Masson. La librairie Baillière fondée en 1818 commence par éditer des livres puis dès 1828 des périodiques. En 1858, il distribue dans 107 librairies dont 54 à l'international. En effet, dès 1826, Jean Baptiste Baillière envoie ses fils et neveux ouvrir des filiales à Londres, Madrid, New York et Melbourne… [7]. La maison Masson est fondée en 1804, elle édite d'abord des livres qu'elle exporte en Europe et en Amérique du Sud, puis des périodiques : 15 en 1850, 20 en 1880, 40 en 1900. À la fin du 19e siècle, s'installeront en France, deux autres éditeurs médicaux : Vigot et Maloine.

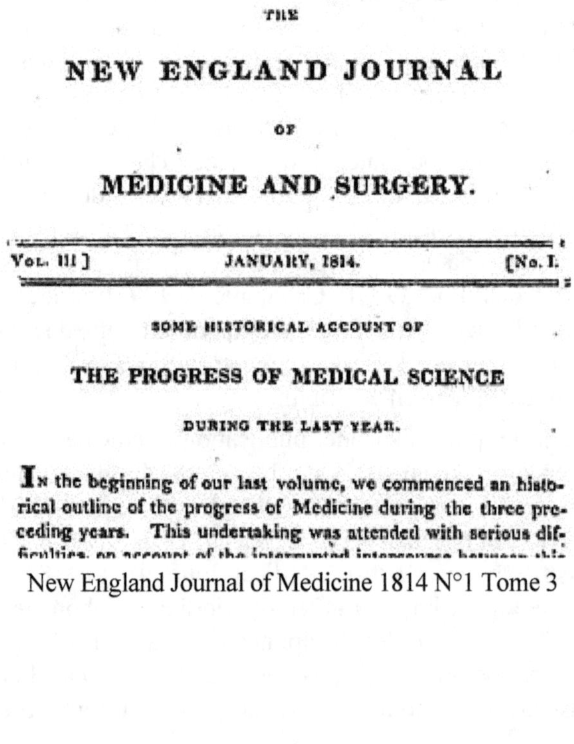
THE

NEW ENGLAND JOURNAL

OF

MEDICINE AND SURGERY.

Vol. III] JANUARY, 1814. [No. I.

SOME HISTORICAL ACCOUNT OF

THE PROGRESS OF MEDICAL SCIENCE

DURING THE LAST YEAR.

In the beginning of our last volume, we commenced an historical outline of the progress of Medicine during the three preceding years. This undertaking was attended with serious dif-

New England Journal of Medicine 1814 N°1 Tome 3

THE LANCET.

Vol. I.—No. 1.] LONDON, SUNDAY, October 5, 1823 [Price 6d.

PREFACE.

It has long been a subject of surprise and regret, that in this extensive and intelligent community there has not hitherto existed a work that would convey to the Public, and to distant Practitioners as well as to Students in Medicine and Surgery, reports of the Metropolitan Hospital Lectures.

Having for a considerable time past observed the great and increasing inquiries for such information, in a department of science so pre-eminently useful, we have been induced to offer to public

Lancet N° 1 Tome 1 / Wellcome collection

War Department, Surgeon-General's Office,
Medical Museum and Library Division,
Washington, D. C., April 15, 1894.

General George M. Sternberg,
Surgeon-General, U. S. Army:

General: I have the honor to present herewith the fifteenth volume of the Index-Catalogue of the Library of this Office.

This volume includes 6,152 author titles, representing 3,312 volumes and 4,235 pamphlets. It also includes 8,596 subject-titles of separate books and pamphlets and 35,667 titles of articles in periodicals.

The following table shows the number of titles in the Index-Catalogue, as far as published:

Volumes.	Author titles.			Subject-titles.		Portraits.
	Titles.	Volumes.	Pamphlets.	Book titles.	Journal articles.	
I	9, 090	8, 031	6, 398	9, 000	34, 604	....
II	12, 496	4, 934	9, 810	11, 550	37, 310	....
III	9, 043	10, 076	7, 398	8, 572	28, 846	4, 335
IV	4, 802	1, 926	3, 885	12, 361	48, 977	....
V	15, 555	5, 755	12, 596	8, 669	34, 127	....
VI	7, 900	2, 543	7, 250	14, 590	35, 290	....
VII	14, 688	5, 987	12, 372	6, 371	34, 903	....
VIII	13, 405	5, 307	13, 205	12, 642	24, 174	....
IX	13, 151	6, 834	12, 818	9, 999	29, 120	....
X	7, 658	2, 905	7, 282	14, 265	29, 421	....
XI	9, 539	4, 535	8, 908	14, 262	38, 080	....
XII	20, 251	8, 022	18, 090	6, 603	18, 956	....
XIII	9, 751	4, 213	6, 806	13, 498	29, 806	....
XIV	10, 124	6, 426	8, 850	9, 867	38, 461	....
XV	6, 152	3, 312	4, 235	8, 596	35, 667	....
Total	163, 605	80, 806	139, 891	160, 245	497, 832	4, 335

Very respectfully,
Your obedient servant,

JOHN S. BILLINGS,
Surgeon, U. S. Army.

III

Index-Catalogue de la bibliothèque du Surgeon General des États-Unis, 1894
National Archives – Washington DC

Ce foisonnement intellectuel est issu des Institutions mais aussi de la multiplication des Sociétés savantes médicales. Avant 1850, on recense au Royaume-Uni, 30 Sociétés Savantes médicales : 6 en Écosse (dont la plus ancienne créée en 1737), 10 à Londres, 12 dans les provinces anglaises, aucune au pays de Galles ou en Irlande du Nord. En France, Louis Philippe ordonne en 1845 la constitution d'un annuaire des Sociétés Savantes : on dénombre l'Académie Royale de Médecine, 26 Académies ou Sociétés Royales en province et 26 sociétés médicales. En 1903, Henry Delaunay refait un inventaire des Sociétés Savantes : il retrouve 212 sociétés médicales au Royaume-Uni, 114 en France, 51 en Allemagne (dont l'Alsace Lorraine), 18 en Italie [8-10].

LES EXPOSITIONS UNIVERSELLES : UN AMPLIFICATEUR DES ÉCHANGES

Dans cette période de forts développements, il s'agit pour les différents pays de montrer leur savoir-faire et aussi leurs forces en matière d'agriculture, d'industrie et secondairement d'arts. Logiquement, c'est l'Angleterre qui organise la première en 1851 avec la construction du Crystal Palace à Londres. De 1851 à 1904, ce sont 14 expositions universelles qui se tiendront, dont 4 à Paris, 3 aux États-Unis, 2 à Londres, 1 à Vienne. Parmi les innovations : la machine à calculer, le procédé Bessemer pour la fabrication de l'acier en 1862, le canon Krupp en 1867, le palais du Trocadéro en 1878, qui sera détruit en 1937, la tour Eiffel en 1889, avec la visite de Thomas Edison pour présenter son phonographe et la sensation des premiers ascenseurs Otis, en 1893, la grande roue, le trottoir roulant et l'œuf de Colomb de Tesla.

L'exposition de 1900 apportera à Paris les Petit et Grand Palais, le pont Alexandre III, la gare d'Orsay et la première ligne de métro ; seront exposés l'escalier mécanique, le cinématographe des frères Lumière, le moteur Diesel, le palais de l'électricité et les deuxièmes Jeux olympiques. Si c'est un énorme succès populaire avec plus de 50 millions de visiteurs, l'envers du décor est moins florissant : les épargnants ayant souscrit des actions à la ville de Paris pour l'organisation perdront leur mise, les prix trop chers des entrées et locations de concessionnaires avec grève et fermeture transitoire de l'exposition conduiront à des remboursements, enfin il y eut des accidents mortels. Certains observateurs comparant la France et l'Allemagne la qualifieront de Sedan industriel.

Chacune durant 6 mois, c'est l'occasion d'organiser de multiples congrès. Cent cinquante ans après ces rencontres, il n'est pas anodin de remarquer qu'en 2018, Paris restait la première ville de congrès au monde et « Medica » à Düsseldorf la plus importante exposition de matériel médical au monde.

Année	Ville	Visiteurs*	Nombre de Pays	Nombre de Congrès	% dans la ville d'exposition
1851	Londres	6	25		
1855	Paris	5	25		
1862	Londres	6	39		
1867	Paris	15	42	24	58,3
1873	Vienne	7	35	24	45,5
1876	Philadelphie	10	35	28	21,4
1878	Paris	16	36	65	77
1880	Melbourne	1,3	33	41	2,4
1888	Barcelone	2,3	30		
1889	Paris	32	35	111	83
1893	Chicago	27,5	19	95	58
1897	Bruxelles	7,8	27	84	35,7
1900	Paris	50,8	58	242	87,2
1904	Saint Louis	19,7	63		

Sites et Affluence des Expositions universelles

* : en millions ; *Bureau international des expositions, Rasmussen*

En 1820, Hans Christian Oersted approche l'électricité d'un fil de cuivre, de l'aiguille aimantée d'une boussole : celle-ci tourne, le concept d'électromagnétisme est né. Michael Faraday, relieur autodidacte mais féru de sciences et qui a assisté aux conférences de Humphrey Davy, reprend l'expérience d'Oersted : il approche un fil électrique dans un bain de mercure isolant, d'un aimant : le fil tourne autour de l'aimant ; on peut donc générer un courant continu d'électricité à partir d'un mouvement, et donc de l'énergie mécanique. On est en 1831, le potentiel est immense, les premières applications seront le télégraphe en 1837 et l'alphabet morse en 1845.

Mais si l'électricité est domestiquée, la lumière ne l'est pas encore ; en effet, d'un côté, l'utilisation du filament dans une atmosphère gazeuse est inflammable et donne une lumière trop faible, et d'autre part, les lampes à arc électrique sont trop puissantes pour un usage domestique. Dès 1800, Volta avait créé la première pile électrique ; les progrès du stockage de l'électricité grâce aux travaux de Von Siemens, Gramme, Breguet et Jablonkoff, marqués par la querelle entre le courant continu et le courant alternatif vont permettre l'éclairage de quelques endroits publics. Ce n'est qu'en 1880, que Joseph Swan en Angleterre et Thomas Edison aux États-Unis, vont mettre au point l'ampoule, la diffuser, l'industrialiser et rendre l'électricité et la lumière, domestiques.

En effet, l'électricité crée de la lumière par 2 procédés : le premier, l'arc électrique, sera abandonné car dangereux, le second est de porter à incandescence un fil, c'est ce procédé qu'utiliseront Swan et Edison. En 1867, Julius Bruck, dentiste à Cracovie, utilise un filament de platine mais celui-ci chauffe et le système nécessite un procédé de refroidissement. Gustave Trouvé, un ingénieur français, utilise le même principe mais le fil de platine est galvanisé et chauffe moins, c'est le polyscope créé en 1873, primé la même année à l'exposition universelle de Vienne, breveté en 1879, il est doté d'un rhéostat, la source lumineuse est au bout de l'instrument. Pour l'examen de la vessie, on allumait la lampe 20 secondes puis on coupait le courant. L'autonomie de la pile, compacte, était de 30 minutes. Cet appareil était évidemment parfaitement adapté à la gastroscopie. Cet ingénieur électrique, est l'auteur de très nombreuses découvertes : télégraphe électrique, amélioration de l'intensité sonore du téléphone de Graham Bell qui lui voue une admiration, il adapte des moteurs électriques sur un tricycle ou un canot, crée la lampe frontale, le projecteur de diapositive, tout cela breveté par sa société Eureka, « j'ai trouvé » en grec [11]. Sans héritier, il sera totalement oublié, ne rentrera dans le Larousse qu'en 2007 et une biographie lui sera consacrée en 2012.

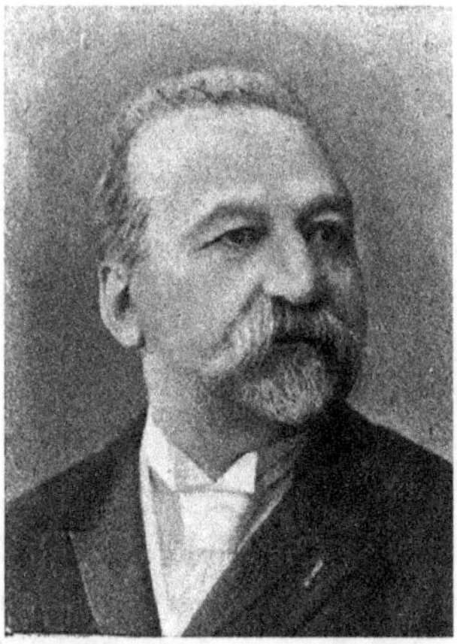

Gustave Trouvé (1839-1902)
Kevin Desmond : À la recherche de Gustave Trouvé
Pleine Page 2012

Entre 1850 et 1878, Josef Swan à Newcastle s'évertue à créer une ampoule : il faut que le courant électrique parvienne à un fil qui résiste au passage de l'électricité, chauffc et devienne incandescent sans carbonisation ; sur ce point, il reprend le concept de la pompe à vide créé par Otto Von Guericke à Magdebourg et perfectionné par Robert Boyle en Angleterre au 17e siècle. Le problème reste le fil : le platine est trop cher et pas assez résistant, le charbon, la soie, le liège, le parchemin moins chers ne conviennent pas, finalement le coton traité fait l'affaire : le 17 février 1879, la première ampoule électrique est présentée au public ; il éclaire sa maison puis rapidement le Covent Garden à Londres.

Même s'il n'est pas le premier à quelques mois près, l'histoire retiendra surtout Thomas Edison : hyperactif et d'ailleurs renvoyé des écoles, entrepreneur, il s'intéresse au télégraphe ; après son premier brevet à 19 ans en 1866, il s'installe à New York et crée à 27 ans avec 2 associés et 60 chercheurs salariés, une unité de recherche et développement, totalement inédite à l'époque, à Menlo Park. En novembre 1878, lors d'une partie de pêche dans le Wyoming, il fait bruler sa canne et observe que celle-ci se consume et scintille bien plus longtemps qu'un charbon de bois. Après avoir essayé 6000 fils sous différentes conditions de vide et de voltage, il se fixe sur le bambou du Japon, et présente son ampoule le 22 octobre 1879, un de ses 1093 brevets. Le premier allumage sera la banque JP Morgan à New York qui lui a prêté des fonds pour ses recherches.

Mais l'entrepreneur ne s'arrête pas là : Edison et Swan créent Ediswan et adopteront finalement le filament de cellulose ; tout est à construire : éclairages municipaux, industriels, privés, générateurs, centrales, câbles, douilles, compteurs. Sur le plan technique, Edison prône le courant continu à basse tension, avec un générateur à proximité. Un de ses chercheurs, le serbe Nicolas Tesla, arrivé aux États-Unis en 1884, estime qu'il faut favoriser le courant alternatif avec transformateur permettant ainsi la transmission sur de longues distances, il est soutenu par Westinghouse. Edison électrocute des animaux avec le courant alternatif pour montrer sa dangerosité ; en 1889, l'état de New York cherche un moyen propre pour exécuter les condamnés à mort ; les tests réalisés montrent que la chaise électrique alimentée par le courant alternatif est beaucoup plus efficace que le courant continu très imparfait pour réaliser la besogne. Edison, opposé à la peine de mort a atteint son objectif mais c'est Westinghouse qui emporte le marché. La querelle rebondit pour la transmission de l'électricité produite par les chutes du Niagara, projet inédit par sa taille. C'est le projet par courant alternatif qui est choisi en 1893 et l'énorme quantité d'électricité produite arrive sans problème à Buffalo en 1896. Tesla a gagné en abandonnant ses royalties, et Georges Westinghouse et Thomas Edison fusionneront pour créer General Electric, plus grosse capitalisation mondiale, 100 ans plus tard. Un de ses ingénieurs en chef, Henry Ford, partira et créera la première voiture à pétrole en

1898. Edison, qui a pris des parts dans l'affaire, s'acharnera, sans succès, à créer une voiture électrique… Le 21 octobre 1931, trois jours après sa mort, les États-Unis respecteront une minute d'obscurité totale [12].

Pour les endoscopistes, l'essentiel est là : l'électricité et la lumière sont domestiquées : Maximilian Nitze utilisera le fil de platine dès 1878 puis une ampoule électrique, beaucoup plus abordable, pour son cystoscope en 1888 permettant ainsi une large diffusion.

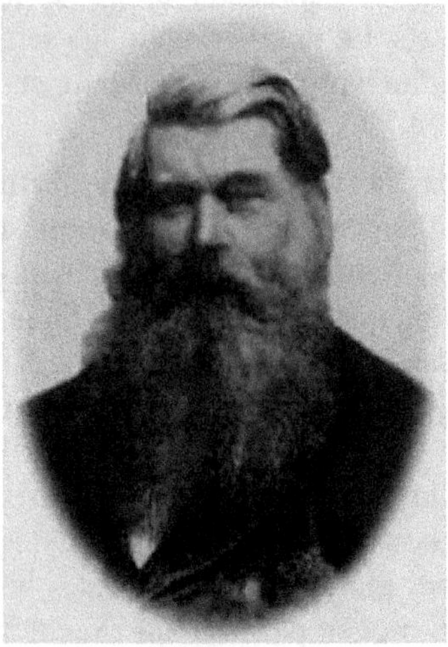

Josef Swan (1828-1914)
Anonyme Wikipedia Brady-Handy

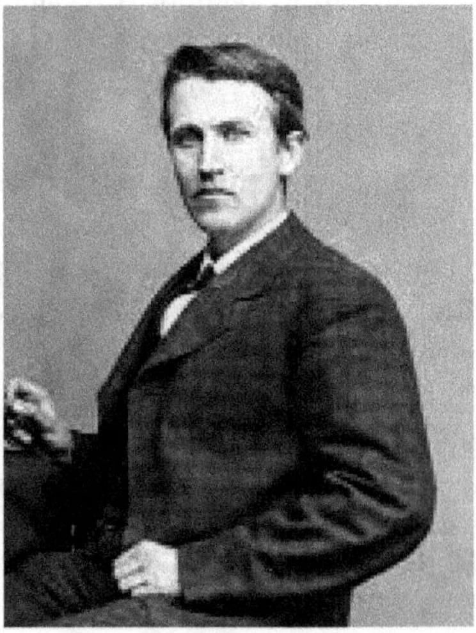

Thomas Edison (1847-1931)
Collection. Library of congress

NOTES

1- Chatzis K., Les ingénieurs français au XIXe siècle (1789-1814), Bulletin de la SABIX, 2009 ; 44, 53.

2- Grelon A., L'organisation de la formation des ingénieurs en France, Artefact, 2020 ; 13, 49.

3- Hein P. De l'école polytechnique à la Technische Hochschule. Le jaune et le rouge, 1998 ; 1, 67.

4- Jouffroy LM., Aperçu du développement du réseau ferré en Europe de 1830 à 1848. Annales de géographie, 1931 ; 227, 504.

5- Zimmermann M., Les traversées à vapeur d'Europe aux États-Unis. Annales de géographie, 1901 ; 50, 183.

6- Index-catalogue of the library of the surgeon general's office. United States Army. Washington, DC. Government Printing Office 1894.

7- Conan P., Une grande maison d'édition médicale française JB Baillière et fils., Hist Sci Med, 2003 ; 37, 407.

8- Achille Comte J., Annuaire des Sociétés savantes de la France et de l'étranger, Victor Masson, Paris, 1846.

9- Delaunay H., Annuaire international des sociétés savantes, A Lahure Paris, 1903.

10- Chaline JP., Sociabilité et érudition. Les sociétés savantes en France XIX°-XX° siècles, Comité des travaux historiques et scientifiques, Paris, 1995.

11- Segal A., Place de l'ingénieur Gustave Trouvé (1839-1902) dans l'histoire de l'endoscopie, Hist Sci Med, 1995 ; 29, 2, 123.

12- Baldwin N., Edison : inventing the century, New York Hyperion, 1995.

DEUX RÉVOLUTIONS POUR LA CHIRURGIE : L'ANESTHÉSIE ET L'ANTISEPSIE

PROTOXYDE D'AZOTE, ÉTHER OU CHLOROFORME ?

On opère, beaucoup, pendant les guerres napoléoniennes mais l'anesthésie se limite au verre d'alcool ou à la pipe, d'où l'expression « casser sa pipe ». Pourtant c'est à cette époque qu'Humphrey Davy, en 1798, isole le protoxyde d'azote et découvre ses effets analgésiques et hilarants et qu'en 1805, Frédéric Sertüner isole la morphine de l'opium, connu depuis l'antiquité et dont Sydenham avait isolé le « laudanum » en 1670. Faraday observera en 1818 les effets comparables de l'éther et du protoxyde d'azote. L'éther est quant à lui connu depuis bien longtemps, découvert par Cordius en 1540. Celui-ci était couramment utilisé par des étudiants américains lors de soirées festives dans les années 1830, avec à la clé quelques observations d'endormissement... À la même époque, les dentistes américains sont à la recherche de produits analgésiques efficaces.

C'est le protoxyde d'azote qui est le premier privilégié : de 1820 à 1828, Henry Hickman, jeune chirurgien anglais, obtient plusieurs anesthésies sur des animaux, mais il ne convainc pas ses auditoires anglais pour essayer chez l'homme ; il vient en France et adresse un mémoire à Charles X que celui-ci transmet à l'Académie Royale de Médecine ; en octobre 1828, malgré le soutien du Baron Larrey, celle-ci ne donne pas suite ; Hickmann rentre en Angleterre et se suicide à 29 ans.

Le protoxyde d'azote et surtout l'éther, plus efficace, sont de plus en plus utilisés par les étudiants américains pour leurs effets euphorisants. Des cas de simples vrais endormissements sont constatés. Horace Wells, jeune dentiste du Connecticut, teste avec un de ses collègues le protoxyde d'azote et obtient une anesthésie tout à fait satisfaisante ; il propose de faire une démonstration publique en 1845 au Massachusetts General Hospital à Boston pour une extraction dentaire : l'anesthésie est un échec complet ; il continuera à l'utiliser dans sa pratique mais ne parvenant pas à convaincre aux États-Unis et en Europe, il se suicidera 3 ans plus tard.

Parallèlement, d'autres dentistes se sont intéressés à l'éther : le 30 septembre 1846, William Morton, élève de Wells, se présente lui aussi au Massachusetts General Hospital pour une démonstration publique d'anesthésie générale à l'éther : le succès est complet, renforcé le 18 octobre suivant par l'exérèse d'une tumeur cervicale par le chirurgien John Warren, qui avait assisté à l'intervention de Morton. La diffusion est immédiate par un médecin anglais dans le Boston Medical and Surgical Journal, devenu depuis le New England Journal of Medicine.

Le Chloroforme est une variante de l'éther ; isolé par plusieurs chimistes vers 1830, Jean Baptiste Dumas établit sa formule en 1835 ; il est présenté à l'Académie des sciences en 1847. Le chirurgien écossais James Simpson qui fait des accouchements a essayé l'éther, mais depuis janvier 1847 lui préfère le chloroforme, plus facile à utiliser. Il publie en novembre et son utilisation va se diffuser largement, jusqu'à être utilisé pour les 8e et 9e accouchements de la reine Victoria et va concurrencer l'éther. Dès janvier 1847, le chirurgien Malgaigne présente le procédé anesthésique à l'Académie de Médecine. Toutefois, dès 1848, quelques accidents mortels sont rapportés et vont conduire à plusieurs centaines de communications, des commissions, rapports et débats parfois acharnés jusqu'en 1855 dans les Académies des sciences et de médecine et la Société de chirurgie de Paris sur les différents agents. On comprendra en 1911 que pour le chloroforme, il s'agissait de fibrillations cardiaques. Le chloroforme sera retiré de la pharmacopée en France dans les années 1960.

Le protoxyde d'azote n'obtiendra un retour en grâce que pendant la guerre de 1914, et à partir des années 1920, c'est l'anesthésie intraveineuse qui prendra le relais avec notamment le pentothal [1,2]. Plus tard pendant la deuxième guerre mondiale, les curares sont introduits permettant un relâchement musculaire complet et impliquant une intubation pour ventilation artificielle complète. Ces produits permettront le développement d'interventions chirurgicales plus élaborées en sécurité. Ils sont toujours utilisés à l'heure actuelle.

Pendant les guerres napoléoniennes, de très nombreux blessés meurent d'infections dans les suites opératoires. Le baron Larrey, plus de 20 ans de service actif sur les champs de bataille, ainsi que son collègue le baron Percy, ne cesseront de réclamer aux commissaires de guerre, des mesures d'hygiène pour leurs patients hospitalisés.

Cinquante ans plus tard, la guerre de Crimée sera révélatrice. À l'occasion d'une querelle de préséance autour du Saint Sépulcre, Français, Anglais et Ottomans attaquent l'empire russe. L'armée anglaise perd près de 5000 hommes sur le champ de bataille mais près de 4 fois plus dans les hôpitaux : « les fiévreux », dont lord Raglan, son général en chef. Cette situation mobilisera Florence Nightingale, qui se rend sur place pour porter secours aux blessés et est devenue depuis, un exemple pour des générations d'infirmières. Un rapport de l'armée française décomptera 10 240 morts sur le terrain et plus de 85 000 à l'arrière de scorbut ou malnutrition mais surtout de choléra, typhus et « fièvres intenses » [3].

En 1847, Ignace Semmelweis invente l'étude prospective contrôlée, comparaison de deux séries de patients pris en charge différemment, l'infection nosocomiale, acquise à l'hôpital et l'antisepsie. Chirurgien obstétricien d'origine hongroise, il est assistant de Rokitansky et d'autres à Vienne. À l'hôpital général de Vienne, il y a deux services d'obstétrique ; les accouchements sont adressés dans l'un ou l'autre service en fonction du jour de la semaine. Dans l'un, où sont enseignés les étudiants, la mortalité par fièvre puerpérale, après l'accouchement, est de 18 %, dans l'autre, ou sont enseignées les sages-femmes de 3 %. Un de ses amis se blesse lors d'une dissection anatomique et meurt d'un tableau clinique comparable : il comprend que c'est l'absence de protection lors des dissections anatomiques qui est la cause de cette différence de mortalité et préconise l'application d'hypochlorite de calcium ; les chiffres redeviennent identiques. Des communications par lui-même et d'autres médecins à Vienne, jusqu'en 1853, puis la publication de ses découvertes dans son ouvrage de 500 pages en 1861, n'y feront rien ; il repart à Budapest en 1851 et restera incompris. Il meurt dans des circonstances obscures en 1865. Louis Ferdinand Céline lui consacrera sa thèse de Médecine.

Louis Pasteur n'est pas médecin ; il est physicien et surtout chimiste ; alors qu'il est doyen de la faculté des sciences de Lille, il travaille de 1854 à 1857 pour une distillerie de betteraves et présente un « mémoire sur la fermentation appelée lactique ». Ses travaux de 1857 à 1867 sur les fermentations le conduisent à démontrer que cette fermentation est liée à des organismes vivants ; la pasteurisation du vin sera pratiquée jusqu'en 1930. Les médecins, Antoine van Leeuwenhoek le premier en 1676 à la Royal Society de Londres, avaient depuis longtemps observé au microscope des micro-organismes dont ils ne connaissaient pas la responsabilité. C'est la jonction fermentation-putréfaction-miasmes qui va orienter les médecins vers les micro-organismes comme les causes des maladies infectieuses. Pour ses travaux dans différents domaines, Pasteur acquiert une stature nationale, commandeur de la Légion d'honneur en 1868 et internationale, Docteur honoris causa de la faculté de médecine de Bonn, la même année. Cette stature nationale sera renforcée par la guerre de 1870, il n'est pas alsacien-Lorrain mais jurassien très patriote, puis par la compétition scientifique avec Robert Koch, simple médecin généraliste allemand qui découvre le bacille de la tuberculose en 1882, puis le bacille du choléra en 1883. Il prendra sa revanche avec le vaccin contre la rage chez l'homme en 1885 ; l'impact sera mondial [4].

C'est précisément en 1865, que Joseph Lister, chirurgien alors en Écosse, qui à partir des travaux de Pasteur, introduit le Phénol pour ses plaies inflammatoires et constate une nette amélioration. L'Acide phénique avait particulièrement été étudié par le pharmacien Jules Lemaire dès 1863 [5] ; dès lors, il en badigeonne ses plaies, instruments et blouses. Il publie ses constatations dans le Lancet en 1867 [6] et les principes de l'antisepsie sont très largement adoptées en 1880. Il écrit à Pasteur en 1874 « je vous remercie pour m'avoir par vos brillantes recherches démontré la vérité de la théorie des germes de putréfaction ». Il fut président de la Royal Society de 1895 à 1900.

Mais Pasteur pousse le raisonnement plus loin à l'Académie de Médecine en 1878 : « Si j'avais l'honneur d'être chirurgien, pénétré comme je le suis des dangers auxquels exposent les germes des microbes répandus à la surface de tous les objets, particulièrement dans les hôpitaux, non seulement je ne me servirais que d'instruments d'une propreté parfaite, mais après avoir nettoyé mes mains avec le plus grand soin et les avoir soumises à un flambage rapide...., je n'emploierais que de la charpie, des bandelettes, des éponges préalablement exposées dans un air porté à la température de 130 à 150°. Je n'emploierais jamais qu'une eau qui aurait subi la température de 110 à 120°. Tout cela est très pratique. De cette manière, je n'aurai qu'à craindre que les germes en suspension dans l'air autour du lit du malade » [7]. Tout est dit ; ce n'est plus l'antisepsie, c'est l'asepsie. C'est William Halsted, chef de service du John Hopkins Hospital en 1889, qui popularisera le principe après avoir visité l'Europe, dont Mickulicz et Billroth, entre 1877 et 1880. Il introduira les gants de chirurgie, non pas pour ce principe, mais pour protéger les mains de son infirmière assistante et future épouse des irritations liées à l'acide phénique.

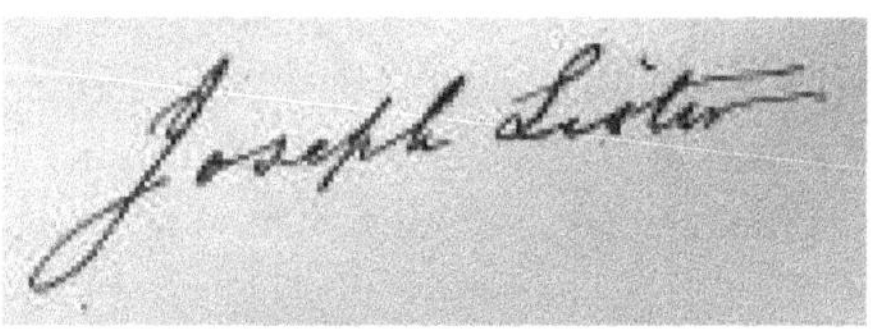

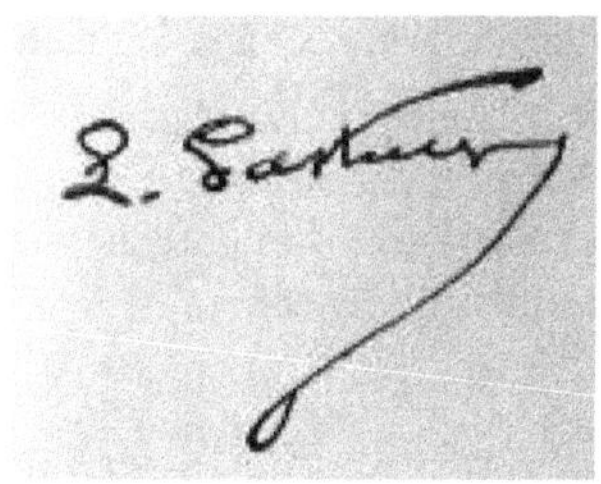

Hypochlorite ou Phénol ? les phénols dénaturent les protéines bactériennes mais le chlore, déjà proposé par Semmelweis, sera privilégié : il casse les liaisons chimiques (enzymes, parois, toxines...) des bactéries et virus en prenant la place des atomes d'hydrogène de la molécule, il lutte contre le biofilm bactérien ; il est encore couramment utilisé actuellement sous les formes d'eau de javel, dakin, chlorhexidine ou les produits utilisés dans les piscines. L'eau de Javel, l'hypochlorite de sodium, fut appelée ainsi car fabriquée dans le quartier du même nom ; C'est le chimiste et médecin Claude Berthollet, piémontais naturalisé Français qui montra en 1790 que l'hypochlorite de potassium, secondairement on utilisera de l'hypochlorite de sodium, permettait de blanchir les toiles, beaucoup plus rapidement que la rosée du matin ou l'exposition au soleil ; le succès pour les lessives fut immédiat. L'effet du chlore déjà…[8]

Ainsi le développement des explorations par les voies naturelles, les explorations anatomiques, la maitrise de la lumière, les développements de l'Anesthésie et de l'Antisepsie, conduiront à franchir le pas pour l'exploration des cavités fermées au début du 20e siècle.

NOTES

1- Kleiman M. Anesth Analg 1939, V, 1, 112-138.

2- Cousin MT Le cent cinquantenaire du chloroforme, un agent anesthésique plus merveilleux et plus terrible que l'éther. Ann Fr Anesth Reanim 1997 ; 16, 1037.

3- Chenu JC. Rapport au Conseil de Santé des Armées. Paris 1865.

4- Schwartz M. Pasteur et Koch, un duel de géants dans le monde des microbes. Arte et Martange production. Paris 2020.

5- Lemaire J. De l'acide phénique, de son action sur les végétaux, les animaux, les ferments, les venins, les virus, les miasmes et de ses applications : son intérêt antiseptique et comment s'en servir. Germer Baillière Paris 1865.

6- Lister J. On the antiseptic principle in the practice of surgery. Lancet 21 sept 1867, 353-6.

7- Pasteur L La théorie des germes et ses applications à la médecine et à la chirurgie. Bull Acad Ntle Med 1878 ; 7, 446.

8- Éloge historique de Mr le Comte Berthollet lu à la séance publique du 7 juin 1824 par Mr le baron Cuvier – Secrétaire perpétuel. Mémoires de l'Académie des Sciences ; Tome VIII, 186.

Le 20e siècle : l'exploration des cavités fermées

Cœlioscopie, Ventroscopie, Laparoscopie, Thoracoscopie, Arthroscopie

Les trois pionniers au début du 20e siècle

Dimitri Oscarovic Ott

Né en 1855 au sud-ouest de Moscou, d'un père d'origine allemande, il rejoint l'Académie médico-chirurgicale de Saint-Pétersbourg en 1874 et en sortira diplômé en 1879. Il visitera Charcot à Paris, Spencer Wells, chirurgien de la reine Victoria et Joseph Lister à Londres, Bernhard Von Langenbeck à Berlin, Theodor Billroth à Vienne, Alfred Hegar à Fribourg et Rudolf Heidenhain à Cracovie. De retour à Saint-Pétersbourg, il est Professeur associé en 1884, titulaire en 1889. Il deviendra en 1895, médecin de la Tsarine Maria Fedorovna.

Depuis 1891, il pratique l'abord vaginal. L'ablation de l'utérus par voie vaginale était pratiquée depuis très longtemps mais c'est Récamier en 1822 puis Péan en 1883 qui avaient précisé la technique et les moyens d'éviter les hémorragies. Parmi ses 145 publications, il décrit en 1902, le concept de « Ventroscopie » : sur une patiente anesthésiée et en forte position déclive sur une table spéciale, une petite incision vaginale permet de passer un cystoscope dont la lumière est protégée des tissus pour ne pas les blesser pour examiner l'ensemble des organes intra-abdominaux, l'espace de vision étant accentué par une traction sur la paroi. Il publie 606 patients opérés avec une mortalité réduite à 2,14 %, comparée à une mortalité de 11,1 % chez 747 patients opérés par laparotomie classique. En 1909, il publiera 1010 interventions par cette voie, dont 3 appendicectomies. La mortalité globale est de 1,48 %.

Victime d'un accident vasculaire cérébral en 1915 et de la révolution d'hiver en 1917, il retrouvera son institut détruit en 1921 et décèdera en 1929. On attribuera son nom en 1989 à l'institut de recherche scientifique en Gynécologie-Obstétrique de Saint-

Pétersbourg [1]. Cette technique sera réintroduite en 2004 sous le nom de NOTES [2].

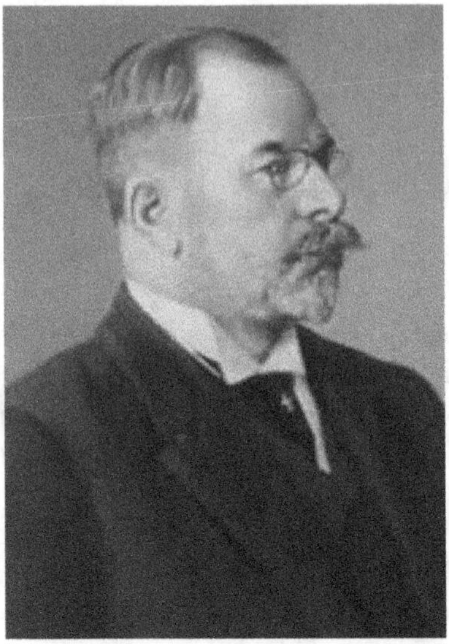

Dimitri Ott (1855-1929)
Research Institute of Obstetrics and Gynecology Saint Petersbourg

Georg Kelling

Il nait en 1866 à Dresde et fera ses études de médecine à Leipzig, sauf six mois à l'université Humboldt à Berlin, entre 1885 et 1890. Il passe alors sa thèse sur la volumétrie de l'estomac. Il retourne à Berlin qui est devenue la Mecque de la gastroentérologie, prenant la suite de l'école de Kussmaul à Strasbourg, pour se spécialiser à partir de 1895 dans ce domaine avec une activité dans un centre de consultation ct des cours théoriques à l'hôpital de la Charité. Il revient à Dresde en 1896. À l'été 1898, il visite Mikulicz à Breslau et opérera avec lui. Il écrira un essai en 1900 « Etudes sur la chirurgie de l'estomac », dédié à Mikulicz. De retour à Dresde, il utilise l'endoscope semi-flexible de Mikulicz, 13 mm de diamètre avec le système optique de Nitze-Leiter-Beneche, il intègre la « Société d'histoire naturelle et de médecine de Dresde » et échange en particulier avec l'interniste Alfred Fiedler qui a développé un trocart pour examiner les cavités et le gynécologue Justus Shramm-Vogelsang qui s'intéresse à la transillumination. Les médecins de

Dresde étaient restés en contact avec Nitze qui était venu à Dresde en 1876 et 1878.

Poursuivant ses réflexions, il avait déjà évoqué sans convaincre la possibilité d'évaluer le volume de l'estomac par insufflation et développé un fibroscope, selon les principes de Nitze, avec une partie distale flexible, il se concentre sur les hémorragies digestives, pathologie gravissime à l'époque qui justifiait une laparotomie. Il suggère de les traiter par simple compression en insufflant de l'air de 50 à 80 millimètres de mercure dans la cavité abdominale, exerçant ainsi une compression pour arrêter le saignement. L'insufflation d'air dans l'abdomen avait déjà été décrite chez l'animal en 1870, ne montrant pas d'altération puis chez l'homme en 1882 pour traiter la tuberculose. Mais il ne veut pas simplement insuffler mais aussi regarder ce qui se passe ; il utilise le trocart de Fiedler, son endoscope et le cystoscope de Nitze, il opère ainsi 20 chiens avec des pressions allant jusqu'à 100 mm de mercure. Il publie en septembre 1901 dans l'hebdomadaire médical munichois « La compression par de l'air de la cavité abdominale pour l'arrêt des hémorragies digestives » et communique le même mois reprenant ce thème au 73e congrès de la Société allemande de science naturelle et médecine à Hambourg : « Œsophagoscopie, gastroscopie et cœlioscopie » et conclut en précisant que la cœlioscopie pourrait éviter beaucoup de laparotomies.

Si Desormeaux a inventé l'endoscope, Kelling invente le 23 septembre 1901 la cœlioscopie en intégrant le trocart, l'insufflation et l'optique [3,4].

Il opérera 45 patients et reviendra à la charge en 1923 au 47e congrès allemand de chirurgie « sur la gastroscopie et la cœlioscopie » précisant que la cœlioscopie en évitant des laparotomies permettrait de réduire les coûts de santé à la charge des patients [5].

Il mourra ainsi que son épouse et ces documents seront détruits les 13 ou 14 février 1945 lors des bombardements alliés sur Dresde. La société allemande de chirurgie lui rendra hommage en 1992 en créant le Prix Mikulicz-Kelling pour la chirurgie endoscopique [6,7].

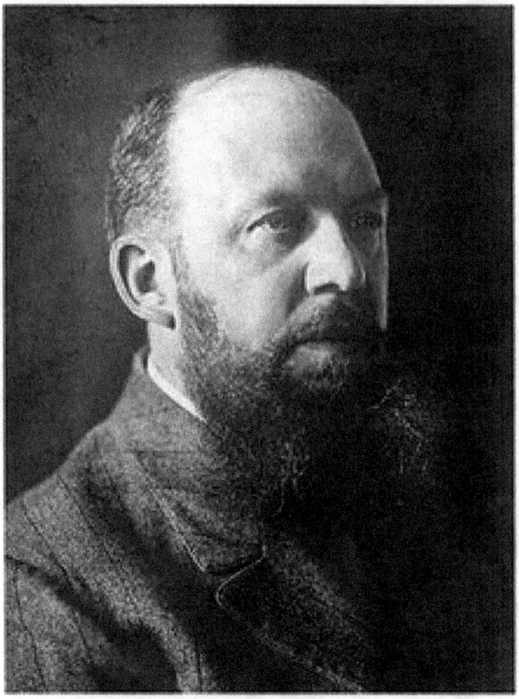

Georg Kelling (1866-1945)
Portrait par M Schollmeyer

Hans Christian Jacobeus

Né en 1879, il devient Professeur de Médecine interne à l'Institut Karolinska de Stockholm en 1916. Il travaille sur la tuberculose. En 1882, Robert Koch découvre le bacille de la tuberculose, soulevant de formidables espoirs. La même année, Carlo Forlanini à Padoue, initie les pneumothorax (injection de gaz dans la plèvre) répétés pour traiter la maladie. Le terme de Thoracoscopie apparait en fait en 1842 dans le Complément du dictionnaire de l'Académie française et ignorant les travaux de Georg Kelling, il publie dans le Bulletin hebdomadaire de médecine munichois en 1910 « la possibilité de réaliser une cystoscopie pour examiner les cavités séreuses » sur 17 patients dont 15 avec ascite [8]. Sur le plan technique, il n'y a pas de pneumopéritoine, mais il fait fabriquer des instruments spécifiques dont des trocarts. En 1912, il publie

97 patients opérés, dont 8 sans ascite. Dans le titre, il introduit le terme de Laparoscopie. Il prend attache avec le Pr Brauer de Hambourg en amont du Second congrès international sur la Tuberculose ; celui-ci est également éditeur d'un journal allemand de médecine ; ils publieront leurs travaux dans un traité de 170 pages et populariseront le pneumopéritoine et la « laparoscopie » en publiant en Allemand, Français, Anglais et Suédois permettant l'introduction de la technique dans ces pays et en Autriche, Danemark, Hongrie, États-Unis et Amérique du Sud [9]. Il insiste sur le risque de blessure digestive avec cet abord en l'absence d'ascite. Les pneumothorax et pneumopéritoines pour traiter la tuberculose seront appliqués jusqu'en 1944, date de la découverte de la streptomycine. Il préconise que ce type de geste soit fait par des médecins, les chirurgiens gardant la laparotomie en cas de besoin. De 1925 jusqu'à sa mort en 1937, il sera membre du comité Nobel pour les prix de Médecine [7].

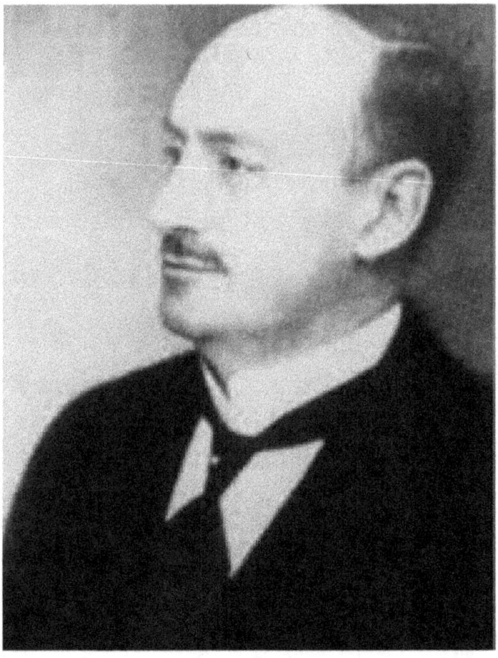

Hans Christian Jacobeus (1879-1937)
Anonyme 1920 dans Hatzinger M Urologe A 2006

NOTES

1- Hatzinger M. Urol Int 2014; 92, 387.

2- Kallo AN. Natural Orifice transluminal Endoscopic Surgery. Surg Endosc 2004; 60, 114.

3- Kelling G. die tamponade der bauchhohle mit luft zur stillunglebens-gefahrlicher intestinalblutungen. Muenchener Medicinische Wochenschrift 1901 Bd 48 S1480 - S1535.

4- Kelling G. Uber Oesophagoskopie, Gastroskopie und Koelioskopie. Munchener Medicinische Wochenschrift 1902 Bd 49 S21.

5- Kelling G. Zur Colioskopie Archiv Klin Chir 1923, 126, 226-8.

6- Litynski GS. Highlights in the history of the laparoscopy. Frankfurt/Main, Germany. Barbara Bernert Verlag, 1996.

7- Schollmeyer T. et al. Georg Kelling (1866-1945): the root of modern day minimal invasive surgery. A forgotten legend? Arch Gynecol Obstet 2007; 276, 505.

8- Jacobeus HC. Uber die moglichkeit die zystokopie bei untersuchung seroser hohlungen anzuwenden. Munch Med Wochenschr 1910 ; 57, 2090.

9- Jacobeus HC. Uber Laparo- und Thorokoskopie. Beitr Klin Tuberk 1912 ; 25, 185.

UNE COMPÉTITION INTERNATIONALE ET DES EMBÛCHES

Le chancelier Prussien Otto Von Bismarck a bouleversé l'équilibre européen : début juillet 1866, les troupes prussiennes battent les Autrichiens à Sadowa mettant fin à la prééminence des Habsbourg sur la confédération germanique issue du traité de Vienne de 1815. La défaite de la France à Sedan le 2 septembre 1870 conduit à la création de l'Empire d'Allemagne à Versailles en janvier 1871 réunissant 25 états (4 royaumes, 6 grands-duchés, 5 duchés, 7 principautés et 3 villes hanséatiques). L'Alsace et la Lorraine dont Strasbourg et son université sont sous administration allemande et vont constituer un point de friction majeur.

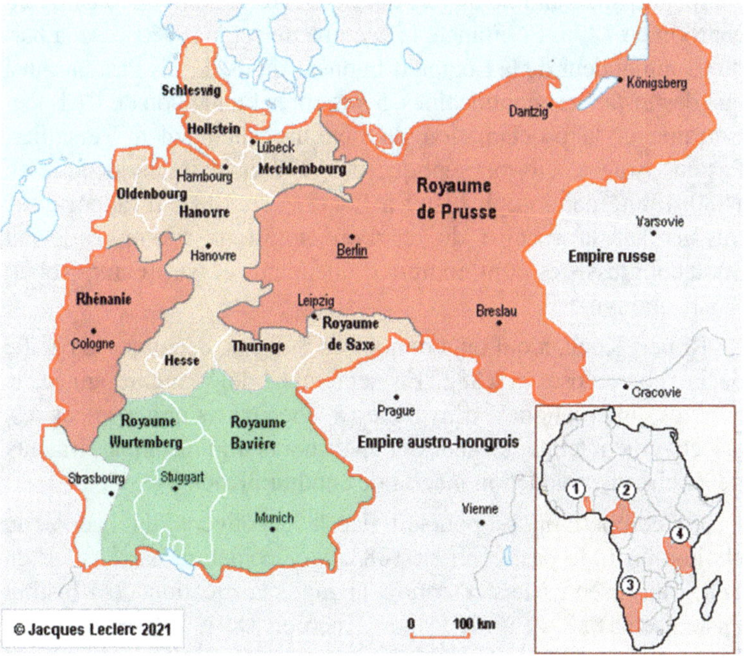

Empire allemand (1871-1918)

La fin du dix-neuvième siècle témoignait déjà d'une compétition entre les nations sur le plan scientifique ; la première moitié du vingtième sera marquée par la guerre de 1914 - 1918 et ses conséquences.

La querelle entre Louis Pasteur et Robert Koch, exacerbée par les deux camps, en est une bonne illustration.

Louis Pasteur est chimiste, originaire du Jura, élève de Normale supérieure et Professeur à la Faculté de Strasbourg entre 1848 et 1853. Ses travaux entre 1857 et 1867 montrent d'une part que les fermentations sont liées à des micro-organismes et d'autre part que les fermentations sont liées aux maladies contagieuses. Cela le conduit à la vaccine contre la maladie du charbon qui touchait les animaux en nombre. C'est précisément en lisant les écrits de Pasteur que Joseph Lister inventera l'antisepsie, il le remerciera en 1874.

Mais en réalité c'est Robert Koch, médecin généraliste de campagne allemand de 33 ans qui découvre et cultive le bacille du charbon en 1876. En France, la découverte est mal vécue de la part du Commandeur de la Légion d'honneur qu'est Louis Pasteur ainsi que des instances républicaines, 5 ans après l'annexion de l'Alsace-Lorraine et la proclamation de l'empire allemand à Versailles. Pasteur isole le vibrion septique en 1877 et le staphylocoque en 1880. Invité par Joseph Lister à Londres en 1881, il rapporte ses travaux sur la vaccine du charbon et fait un triomphe devant 3000 congressistes dont nombre d'allemands et parmi eux, Robert Koch, anonyme.

Robert Koch, à qui on a donné des moyens, découvre le bacille de la tuberculose en 1882. En septembre de la même année, le congrès international d'hygiène à Genève s'annonce et est effectivement tendu. Pasteur fait un discours minimisant les travaux de Koch ; une traduction incertaine conduira Koch à réagir…

La compétition se poursuit par la découverte du bacille du choléra en Inde par Koch en 1883, la vaccination par Pasteur en 1885 de Joseph Meister contre la rage, la création de l'Institut Pasteur en 1888, celui de Robert Koch en 1891, le prix Nobel de Médecine pour Koch en 1906 [1].

D'autres événements illustrent cette compétition entre nations.

Pour la France, c'est la création de l'Alliance française en 1883, la venue d'étudiants russes à Paris, Marie Wilbouchewitch, venue avec sa famille à Paris en 1882, sera la première chirurgienne des hôpitaux de Paris en 1888, la création de l'Association française pour l'avènement des sciences (« Par la science pour la patrie »).

En Allemagne, c'est la venue d'étudiants et de professeurs américains à Berlin, ces derniers reçus par l'empereur lui-même, mais si l'influence scientifique est réelle, les retombées commerciales se feront attendre. C'est le Recteur de l'université de Berlin qui déclare en 1906 qu'« il faut une formation internationale par intérêt national ».

Aux États-Unis, c'est la fondation de la Rockefeller University créée à New York en 1901, et la Carnegie Institution à Washington en 1902, toutes les deux sur fonds privés.

Enfin, c'est l'exposition universelle de Paris en 1900 qualifiée d'« apothéose de la chimie allemande » et de « Sedan industriel ».

Quelques initiatives essaient d'établir des ponts, comme les conférences Solvay pour les physiciens et les chimistes, inaugurées en 1911 (la première avec Rutherford, Perrin, Langevin, Poincaré, de Broglie, Marie Curie, Planck et Einstein) ou la création de l'Association Internationale des Académies (AIA) en 1899, qui tiendra ses assemblées de 1900 à 1913, celle de 1916 était prévue en Prusse. Ces initiatives resteront marginales.

La première guerre mondiale fait neuf millions de morts et s'achève sur un fort sentiment de revanche.

Si Max Planck affirme en novembre 1918 : « il existe une chose qu'aucun ennemi intérieur ou extérieur ne nous a enlevée encore, c'est le rang qu'occupe dans le monde la science allemande », les jurys Nobel des prix de physique, chimie ou médecine lui donnent raison : de 1901 à 1912, 12 des 47 lauréats sont allemands, et de 1913 à 1925, 10 sur 33. En particulier, Fritz Haber sera lauréat en 1918 en chimie : il a réalisé la synthèse de l'ammoniaque, utilisera le chlore pour la fabrique du gaz moutarde sur les champs de la guerre 14-18, calculant minutieusement la dose minimale mortelle. Sa femme, également chimiste, se suicidera en 1915 pour cette raison.

Le secrétaire de la défunte AIA, George Hellery Hale, est un proche de Woodrow Wilson, le Président des États-Unis qui va signer le traité de Versailles et initier la création de la Société des Nations (SDN). Un Conseil International des Recherches est créé sous sa houlette à Londres du 9 au 11 octobre 1918 dont le préambule est clair « vibrant réquisitoire contre les intellectuels et germaniques qui avaient incontestablement prostitué la science en l'asservissant à de criminels desseins ».... « mise en quarantaine des élites scientifiques allemandes et autrichiennes par le caractère particulier des activités commises ». Du 26 au 29 novembre 1918 à Paris est constitué le comité exécutif avec Emile Picard pour l'Académie des sciences à Paris, Georges Lecointe pour la Société Royale de Belgique, Arthur Schuster pour la Royal Society de Londres, George Hellery Hale pour la National Academy of Sciences de Washington, tous animés d'un fort désir d'en découdre. La troisième réunion qui se tient à Bruxelles du 18 au 28 juillet 1919 réunit 35 savants de 9 pays et installe le boycott de l'Allemagne avec

- le déplacement des bureaux centraux situés en Allemagne : sur les latitudes, sur la séismologie et l'astronomie, situés respectivement à Postdam, Strasbourg et Kiel.

	1914	1924
Allemagne	14	6 (non reconnus)
France	18	37
Belgique	13	21
Angleterre	9	14
Autriche	3	3 (non reconnus)
Italie	3	4

Nombre et Sièges des bureaux centraux [2]

- la non-invitation aux congrès internationaux des Allemands et des Autrichiens : 20 % des congrès internationaux se tenaient en Allemagne avant 1914 ; entre 1920 et 1924, sont répertoriés 195 Congrès internationaux, dont 129 sans scientifiques allemands ou autrichiens.

Concernant la médecine, les chiffres sont en 1922-1924 de 57 congrès dont seulement 6 avec les Allemands et autrichiens, en 1925 : 34 dont 10, en 1926 : 33 dont 23.

- la restriction des publications en langue allemande : la proportion des publications en langue allemande passera de 40 % en 1909 à 27 % en 1929. Même si l'impact des publications américaines prend de l'essor, celui des taxes sur les publications allemandes est bien réel et il faudra trois articles dans Nature les 19 mai 1921, 23 février et 23 décembre 1922 pour les lever.

Le traité de Versailles qui institue la SDN a été signé le 28 juin 1919 et celle-ci crée la CICI (Commission Internationale de Coopération Intellectuelle) qui va concurrencer la véhémence du Conseil International des Recherches, cela d'autant que l'heure est à la réconciliation, même si les universités allemandes restent sur leur réserve. Le 10 septembre 1926, la SDN accueille l'Allemagne, avec ses conditions, à l'unanimité. Elle en sortira en octobre 1933, quelques mois après l'arrivée d'Hitler au pouvoir [2].

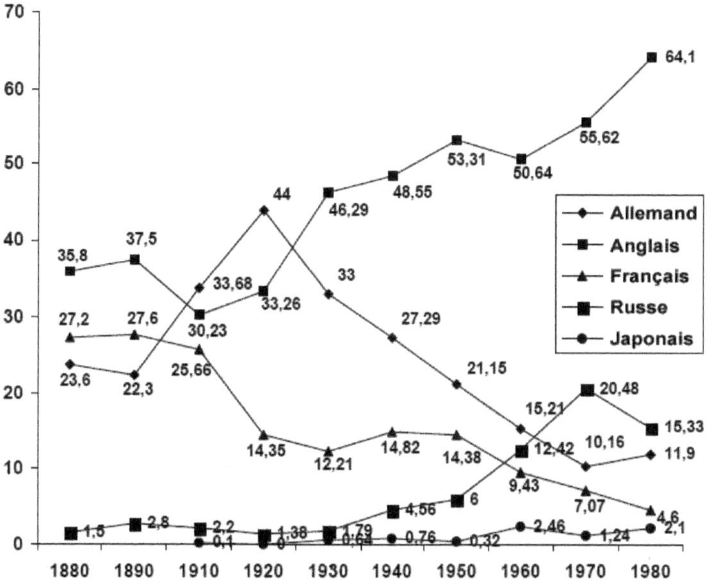

Évolution des langues des publications scientifiques [3]

NOTES

1- Perrot A, Schwartz M. Pasteur et Koch. Un duel de géants dans le monde des microbes. À Perrot, M Schwartz. Odile Jacob 2014.

2 Schroeder-Gudehus B. Les scientifiques et la paix. La communauté scientifique internationale au cours des années 20. Presses universitaires de Montréal. 2014.

3 Hamel RE. The dominance of english in the international scientific periodical literature and the future of language use in science. AILA review 2007; 20, 53. John Benjamins publishing company.

Depuis toujours, les hommes ont voulu s'éclairer par l'ambre, le feu, la chandelle, la lampe à graisse, huile puis pétrole puis enfin l'ampoule électrique de Swan et Edison en 1879. Mais quelle est la nature de la lumière ?

En 1678, le hollandais Christian Huygens écrit à Paris son « Traité de la lumière », publié en 1690 : elle est de nature ondulatoire. Il s'oppose à Isaac Newton qui en 1675 soutient sa nature corpusculaire dans son ouvrage « Optiks », publié en 1704. Élu l'année précédente, Président de la Royal Society, il acquiert alors une stature et une renommée majeure, consécration de l'ensemble de ses travaux depuis 1661 à Cambridge. Pendant la première partie du 19e siècle, les travaux de Thomas Young (1801) en passant la lumière dans une double fente projetée sur un écran, celle-ci apparait diffractée, et les publications d'Augustin Fresnel (1818) et de François Arago (1853) consacrent la théorie ondulatoire. Mais ça se complique en 1865 lorsque l'Écossais James Maxwell, alors au King's College de Londres, publie « A dynamical theory of the electromagnetism field » : la lumière est faite de deux ondes, l'une électrique et l'autre magnétique. La physique classique n'arrive pas à relier les différents phénomènes. En 1900, Max Planck découvre le photon et expose sa théorie des quantas. Ses travaux sont repris par le Suisse Albert Einstein qui semble mettre tout le monde d'accord en 1905 : « la lumière est une onde électromagnétique dont l'énergie est quantifiée par des particules qu'on appelle des photons ». L'énergie dépend de la fréquence de l'onde. Pour autant, le débat onde ou corpuscule n'est pas clairement résolu ; les travaux des physiciens d'une part et des mathématiciens d'autre part seront réunis dans ce qu'on appelle la mécanique quantique, analysant le fonctionnement des électrons et des champs électromagnétiques. Les travaux fondamentaux vont dès lors être considérables :

- En 1911, Rutherford découvre le noyau atomique

- En 1913, Bohr montre que les électrons tournent autour du noyau

- en 1923, Arthur Compton démontre que les électrons en mouvement peuvent se comporter comme des ondes, ce qui lui vaudra le prix Nobel en 1927. Louis de Broglie, complète la démonstration en 1924.

- Max Born en 1924 crée le terme mécanique quantique avec Werner Heisenberg, à partir de la théorie matricielle corpusculaire

- Mais en 1926, Erwin Schrödinger construit son Équation d'onde tenant de la théorie ondulatoire.

- Gilbert Newton Lewis introduit le terme de photon en 1926 pour qualifier les particules porteuses d'énergie lumineuse, pendant de l'électron, la particule portant l'énergie électrique ; en fait ce sont les mêmes avec des effets différents.

- Finalement, c'est Paul Dirac, un chercheur anglais qui en 1930 montre que les théories ondulatoire et corpusculaire correspondent à des phénomènes identiques.

- en 1927, c'est la chimie qui devient quantique avec les travaux de Walter Heitler qui montre la liaison covalente de dihydrogène, ainsi que les travaux de Linus Pauling en 1928.

- Enfin en 1935, l'expérience du chat de Schrödinger, mort et vivant à la fois, différencie définitivement la physique quantique de la physique classique. Désormais, la physique ne se résume pas à la pomme de Newton mais examine l'infiniment petit. Nous sommes environnés d'éléments que nous ne voyons pas, le chat de Schrödinger n'est rien d'autre qu'une association d'éléments organisée, mais que nous connaissons et sur lesquels nous pouvons agir.

Il s'agit d'un mouvement scientifique majeur du 20e siècle, symbolisé par la photo prise au congrès Solvay en 1927, réunissant 19 prix Nobel, pour 18 récipiendaires car Marie Curie en a deux.

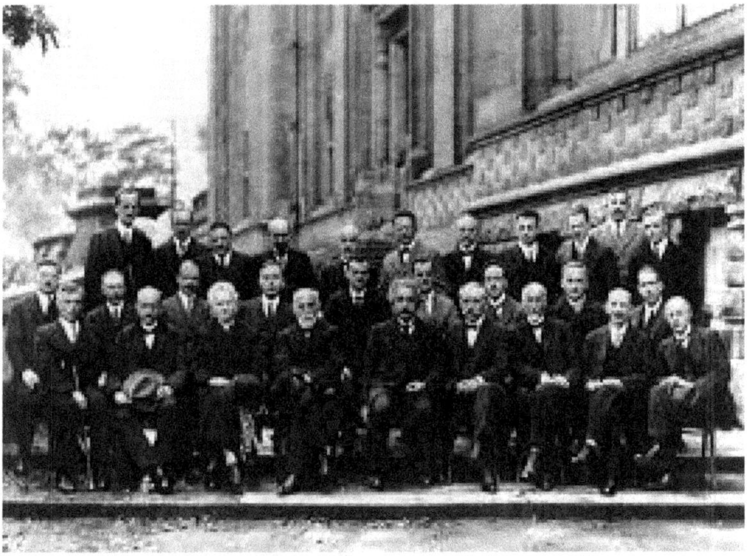

Piccard, Henriot, Ehrenfest, Herzen, de Donder Schrodinger*, Verschaffelt, Pauli*, Heisenberg*, Fowler Brillouin, Debye*, Knudsen, Bragg*, Kramers, Dirac*, Compton*, de Broglie*, Born*, Bohr*, Langmuir*, Planck*, Curie**, Lorentz*, Einstein*, Langevin, Guye, Wilson*, Richardson*

* : Prix Nobel

Congrès Solvay 1927 / Benjamin Couprie / Institut international de physique Solvay

Plus généralement sur 221 prix Nobel de physique attribués à ce jour depuis 1901, 130 couronneront des recherches portant directement ou indirectement sur la physique quantique, dont 14 Français.

L'histoire continue puisqu'en 2018, le prix Nobel de physique a été décerné au Français Gérard Mourou pour ses travaux sur l'infiniment petit : le laser femtoseconde (10 moins 12 secondes) ; Alain Aspect a eu le prix Nobel de physique 2022 pour avoir montré, en 1982, que deux photons peuvent correspondre à plusieurs milliers de kilomètres de distance, c'est le phénomène d'« intrication » ouvrant la voie à l'informatique quantique, beaucoup plus riche que le simple recours aux 0 et aux 1. Enfin en 2023, deux Français sont lauréats : Anne L'Huillier et Pierre Agostini pour la vision des électrons avec l'attoseconde (10 moins 18 secondes). L'identification du toujours plus petit.

En réalité, nous voyons très peu de lumière : l'arc-en-ciel comporte six couleurs (rouge, orange, jaune, vert, bleu et violet). C'est Isaac Newton qui en 1666, faisant passer un rai de lumière à travers un prisme de verre voit les différentes couleurs ; il en rajoute une, l'indigo, qui n'est rien d'autre que le bleu des anciens, parce que 7 c'est mieux, c'est comme les notes de musique, les merveilles du monde, les péchés capitaux, les jours de la semaine ou l'âge de raison.

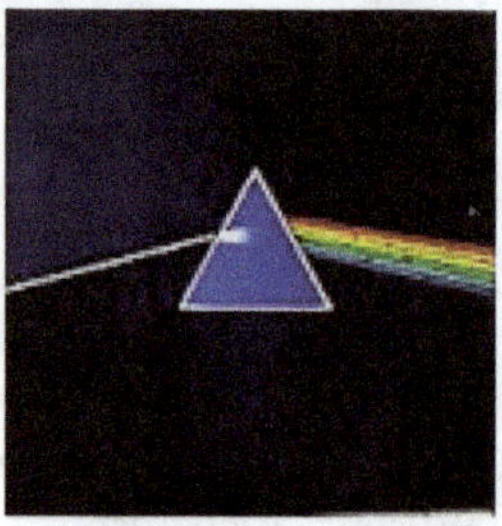

Pink Floyd : their mortal remains
Andy Mabbett (2017) Victoria and Albert Museum

On remarquera que n'apparaissent ni le noir, ni le blanc… Il faudra attendre plus de deux siècles pour comprendre.

Thomas Young en 1801, mesure la longueur d'onde de ces couleurs : 1 micron, mais à la même époque William Herschel (1800) découvre une première lumière que nous ne voyons pas, l'infrarouge dont la longueur d'onde est un peu supérieure, puis Johann Ritter (1801) identifie l'ultraviolet, la longueur d'onde est un peu plus courte. Notre cécité ne s'arrête pas là, car Heinrich Hertz découvre en 1885 des ondes dont la longueur est de 1 mètre, les ondes hertziennes devenues radio, chaque radio a sa longueur d'onde. En 1895, Wilhelm Roentgen découvre des ondes capables de traverser des objets ou le corps humain dont la longueur est de 0,001 micron ; il les appelle X. Encore plus fort et toujours plus petit, entre 1896 et 1914 Henri Becquerel, Marie Curie, Paul Villard et

Ernest Rutherford découvrent les rayons gamma, dont la longueur d'onde est 100 fois inférieure à celle des rayons X, menant à la radioactivité.

En 1937, le peintre Raoul Dufy résumera tout cela pour l'exposition universelle à Paris par une immense fresque intitulée « la fée électricité » exposée maintenant au musée d'art moderne : 600 mètres carrés, considérée comme le plus grand tableau du monde jusqu'en 1987, sur laquelle sont peints la plupart de ces savants.

Appréhender la lumière est devenu un vrai travail de mathématicien et pour ceux qui travaillent sur sa conduction, un vrai challenge avec des applications industrielles dans tous les domaines : le transistor en 1947, le micro-onde en 1950, le circuit intégré qui va permettre l'arrivée des ordinateurs en 1958, le laser en 1960, le GPS en 1995, la transmission internet par satellite en 2010. De nombreuses applications sont à attendre en termes de calculs, communications, de simulations (nouveaux matériaux, nouvelles molécules), de cybersécurité.

Ainsi à côté de la physique classique, la pomme qui tombe ou l'éclair, il existe tout un monde que nous ne voyons pas, l'infiniment petit, et qui explique les très nombreux progrès depuis un siècle.

UN DÉVELOPPEMENT PROGRESSIF

Le développement scientifique et industriel de la cœlioscopie pendant la première moitié du 20e siècle va s'avérer lent. Les tâtonnements expliquent les formulations différentes : la cœlioscopie pour Kelling (1901), la ventroscopie pour Ott (1902), la laparoscopie pour Jacobeus (1910), l'organoscopie pour Bernheim en 1911, la péritonéoscopie pour Orndoff en 1920 puis Ruddock en 1934, la culdoscopie pour Decker en 1939.

De même si Kelling, Ott et Jacobeus ont été les premiers à réunir l'ensemble des éléments, aucun d'entre eux n'est réglé : quel gaz pour le pneumopéritoine ? quel mode d'insufflation ? quelle optique ? quelle lumière ? quel trocart ? quelle anesthésie ? quels gestes ? Les pneumologues, la tuberculose tant pulmonaire que péritonéale fait des ravages, radiologues, gynécologues, urologues, chirurgiens, gastroentérologues et même cardiologues vont apporter leur pierre à l'édifice.

Georg Kelling n'est pas le premier à réaliser un pneumopéritoine. La laparotomie avait été proposée en 1884 pour traiter la tuberculose péritonéale. Le chirurgien viennois Von Mosetig-Moorhof en janvier 1893 reprit l'idée et injecta de l'air filtré par de la ouate chez un enfant, puis chez un homme de 21 ans, atteints de tuberculose péritonéale avec deux guérisons. Ce procédé fut repris par d'autres et soutenu par certains jusqu'en 1954, même après l'introduction des médicaments antituberculeux. Déjà en 1880, Carlo Fornalini préconisait à Milan en 1880 puis réalisait à Padoue en 1888 des pneumothorax à l'azote pour le traitement de la tuberculose pulmonaire ; c'est le début de la collapsothérapie qu'il publiera en Allemagne en 1906 [1].

Pendant la première moitié du 20e siècle, les progrès seront néanmoins lents.

Sur le plan technique, la découverte des rayons X par Roentgen en 1895 crée la radiologie. Rapidement, il s'est avéré que l'insufflation d'air dans le péritoine permettait d'augmenter le contraste et les images [2]. C'est ainsi qu'Otto Goetze, radiologue allemand, crée en 1918 son aiguille à bout mousse et à vis, spécifique au pneumopéritoine puis un insufflateur avec valve en 1938, et Orndoff, radiologue à Chicago, utilise le pneumopéritoine à l'air et la radiologie de contraste pour réaliser 42 « péritonéoscopies » dont 28 découvertes de kyste de l'ovaire, qu'il publie en 1920 [3,4].

Le trocart (terme venu de « trois-quarts » pour la pointe biseautée à trois faces) est apparu au début du 18e siècle vraisemblablement d'abord pour drainer des fluides chez les animaux (fermentation gastrique chez le bovin) ; Jean Louis Petit, chirurgien, les utilisait au 18e siècle. Il sera amélioré par Jacobeus.

Tous les pneumopéritoines sont réalisés avec de l'air, mais celui-ci se résorbe mal. Les études de Nadeau et Kampmaier montrent que 35 % sont réabsorbés à J5 et seulement 65 % à J12 [5].

Richard Zollikofer, gynécologue suisse, lui aussi aux prises avec la tuberculose, publie en 1924 l'utilisation du gaz carbonique pour la réalisation du pneumopéritoine ; sa facilité de résorption et la diminution supposée du risque inflammable par rapport à l'air ambiant le fera largement adopter jusqu'à actuellement. Pour autant, aucune étude n'a montré de différence par rapport à l'utilisation d'air, de protoxyde d'azote ou d'hélium [6,7].

Quelques années plus tard, Janos Veres, pneumologue hongrois, introduit son aiguille pour la confection du pneumopéritoine qui améliore celle de Goetze : bout mousse, diamètre de 2 millimètres et surtout avec un ressort permettant sa rétraction dès l'entrée dans la cavité, en l'occurrence pour lui thoracique, et toujours utilisée quotidiennement depuis 1938 [8].

Sur le plan de la vision, Otto Ringleb et la société Zeiss produisent une image non inversée, corrigeant l"erreur de Nitze » , plus lumineuse en 1907 ; il réduit le calibre du cystoscope à 7 millimètres. Heinz Kalk, gastroentérologue allemand, introduit en 1928, une optique à 135°, bien supérieure aux 80 à 85° habituels, et le principe de la mise en place de deux trocarts (sous anesthésie locale). Rudolf Schindler et Georg Wolf créent en 1932 le gastroscope semi-rigide : rigide sur 34 centimètres avec progression à l'aveugle dans l'œsophage et souple sur les 27 centimètres distaux, améliorant grandement la vision de l'estomac mais pas encore de la grosse tubérosité [9]. Carl Fervers, gynécologue américain, est le premier en 1933 à utiliser la coagulation ; après avoir constaté des étincelles et des explosions, il abandonnera l'air au profit du gaz carbonique pour réaliser ses pneumopéritoines.

Sur le plan des applications cliniques, lors d'une revue de littérature réalisée en 1925, Oscar Nadeau et Otto Kampmaier recensent environ 200 laparoscopies réalisées par 25 auteurs, dont Bertram Bernheim en 1911 au John Hopkins Hospital à Baltimore, première laparoscopie aux États-Unis [5,10]. Leurs conclusions suggèrent l'anesthésie locale, un cystoscope de 26 french introduit en para-ombilical droit, un pneumopéritoine à l'air et proposent 3 indications : l'adhésiolyse, l'opérabilité des cancers de l'estomac, la tuberculose abdominale. Ils recommandent l'utilisation de la laparoscopie [5].

Deux personnalités vont dominer la période : l'allemand Heinz Kalk et l'américain John C Ruddock.

Heinz Kalk, né à Francfort, est thésé en 1921 après avoir fait la guerre de 1914. Il rejoint l'équipe de Gustav Von Bergmann à Hambourg en 1923 et devient son assistant comme gastroentérologue à l'Hôpital de la Charité à Berlin en 1927. La même année, Roger Korbsch publie à Munich son atlas de laparoscopie et thoracoscopie à partir de 500 interventions en 6 ans, en soulignant l'intérêt d'une optique de 135° plutôt que 90° [11]. Il publie en 1929 un article de 42 pages dans un journal médical allemand sur l'intérêt de la laparoscopie (à l'air, avec son aiguille, plus performante que celle de Goetze, son optique, il reprend le concept de Korbsch sur l'optique à 135° et un trocart de 6 millimètres qu'il a créés, pour le diagnostic en particulier des hépatites [12]. Devenu chef de service à Berlin, il développe la laparoscopie jusqu'à la réalisation de biopsies du foie, mais aussi de la rate ; il privilégie les biopsies sous contrôle de la vue à partir de 1935, par opposition aux biopsies percutanées aveugles, introduites par un médecin allemand en 1884. Après avoir fait 4 ans de guerre en 1914, il reprend du service comme médecin de la Luftwaffe sur les différents fronts de 1939 à 1945, jusqu'à Stalingrad en 1943, et se concentre sur les hépatites. En 1939, il rapportera 2000 laparoscopies sous anesthésie locale, sans mortalité… et 123 biopsies en 1943. Il sera exfiltré de la zone d'occupation soviétique par les alliés en 1945. Rendu à la vie civile à Kassel, son service devient une référence mondiale pour la laparoscopie ; il publiera son expérience en 1951 puis 1962 [13,14]. Sa santé se dégrade en 1969, il décèdera en 1973 [15].

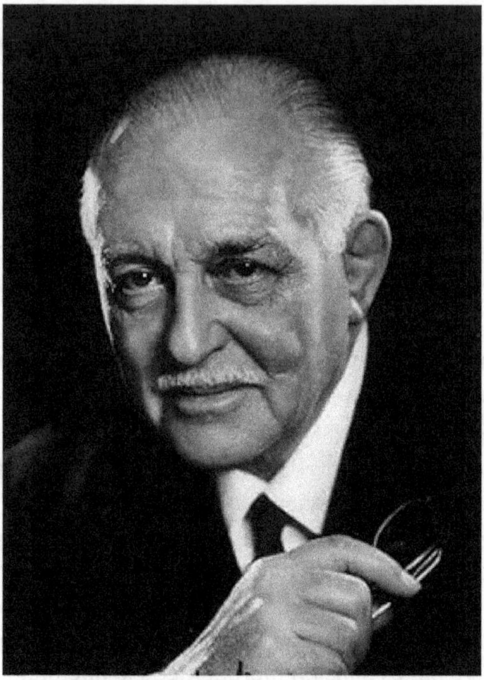

Heinz Kalk (1895-1973)
dans H Kalk [13]

Né en 1891 à San Francisco, John Carol Ruddock est médecin en 1916 puis engagé dans l'US Navy en avril 1917 lorsque les États-Unis entrent en guerre. Il navigue entre la France et les États-Unis pour rapatrier les blessés. Rendu à la vie civile, il s'installe comme cardiologue et médecin interniste à Los Angeles. Il sera président de l'Association des cardiologues californiens en 1931 ; il va s'orienter vers la « péritonéoscopie » pour son intérêt diagnostique. Parti de rien ou très peu, la plupart des publications étant allemandes, et les publications américaines encore rares, il n'a pas visité l'Europe. Il met au point ses instruments et publie 200 cas en 1934 puis 500 en 1937, sous anesthésie locale, à l'air, utilisant la coagulation pour l'adhésiolyse et les biopsies de plus en plus fréquentes : 10 % des cas en 1934, 33 % en 1949. Ses indications privilégiées sont le cancer de l'estomac, les ascites par cirrhose ou cancers. D'autres opérateurs s'orientent vers la gynécologie mais les indications restent marginales : une enquête menée aux États-Unis en 1941 rapporte 3578 laparoscopies par 77 praticiens. En décembre 1941, après l'attaque de Pearl Harbor, Ruddock reprend du service ; en juillet 1944, il sera chef des services médicaux de l'hôpital naval de San Diego, équipé de 12 600 lits… [15]. Après la guerre, il se fera le chantre inlassable de cet abord chirurgical par rapport à la laparotomie, à propos de 2500 cas, expliquant que le taux d'erreurs cliniques diagnostiques est de 48 %, descendant à 6 % après laparoscopie [16]. Deux ans après sa mort, une enquête montrera que parmi 1000 praticiens, internistes, gastroentérologues ou chirurgiens, seuls 10 % pratiquent la péritonéoscopie et 1 % ont réalisé plus de 50 cas [17].

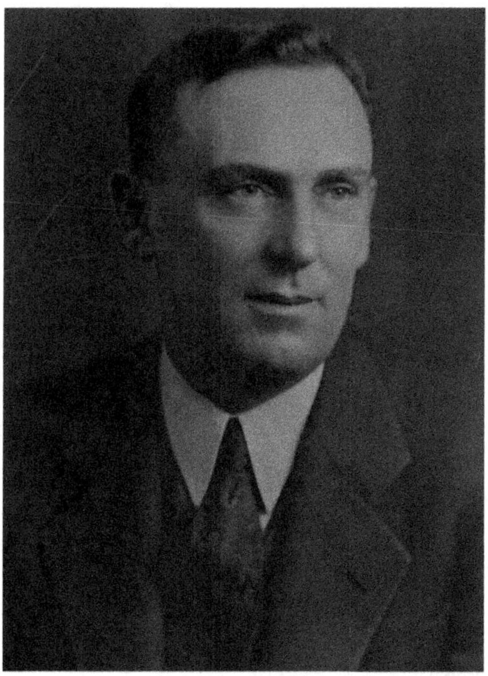

John C Ruddock (1891-1964)
Los Angeles Times Photographic Archive, UCLA Library Special Collections.

Ainsi, la première moitié du 20e siècle, marquée par les guerres et la crise financière, sera source de quelques développements techniques et développera la laparoscopie diagnostique par l'expérience et les publications de quelques leaders, malgré la restriction des échanges scientifiques. Ainsi Heinz Kalk et John Ruddock, pourtant tous les deux centrés sur la gastroentérologie et décédés en 1964 et 1973, ne se sont jamais rencontrés, peut-être même ne se sont-ils même jamais lus…

NOTES

1- Hoksch B. Thoracoscopy before Jacobeus. Ann Thorac Surg 2002 ; 74, 1288.

2- Peumery JJ. 1993, le centenaire du pneumopéritoine artificiel. Histoire des sciences médicales 1994 ; 28, 3, 211.

3- Goetze O. Die neue verfabren der gasfullung für das pneumoperitoneum. Munch Med Wochenschr 1921; 51, 33.

4- Orndoff BH. J Radiol. 1920; 1, 307-25.

5- Nadeau OE, Kampmaier OF. Endoscopy of the abdomen; Abdominoscopy. Surg Gyn Obstet 1925; 61, 3, 259.

6- Zollikofer R. Zür laparoskopie. Schw Med Wsch. 1924 ; 54, 264.

7- Kumar S Incidental historiographic faux pas of venous air embolism in laparoscopy, reviewed critically : humanum est errare. Int Surg J. 2018; 5, 1158.

8- Veres J. Neues instrument zur ausfuhrung von brust-oder bauchpunktionen und pneumothorax behandlung. Dtsch Med Wochenschr 1938; 64, 1480.

9- Schindler R. Ein vollig ungefarchliches flexibles gastroskop. Munchen Med Worchrsch 1932; 79, 1268.

10- Bernheim B. Ann Surg 1911; 53, 764.

11- Korbsch R. Lehrbuch und Atlas der laparo- und Thorakoskopie. Münich JF Lehmann-Verlag 1927.

12- Kalk H. Ehrfahrungen mit der laparoskopie Z Klin Med 1929; 111, 303.

13- Kalk H. Brühl W. Leitfaden der laparoskopie und gastroskoipe. Stuttgart. Thieme 1951.

14- Kalk H., Whildirt E. Lehrbuch und atlas der laparoskopie und leberpunktion. Stuttgart. Thieme 1962.

15- Litynski GS. Highlights in the history of laparoscopy. Franffurt/mai. Barbara Bernert Verlag 1996.

16- Ruddock CC. Peritoneoscopy: a critical clinical review. Surg Clin N A 1957, 37; 5, 1249.

17- Parker GW, Hitzelberger AL. The status of peritoneoscopy in the United states. A query of 1020 american physicians. Gastrointestin endosc 1966; 13, 2, 11.

LA MAITRISE D'UNE LUMIÈRE DE QUALITÉ

LE CHERCHEUR ET L'INDUSTRIEL

HOPKINS ET STORZ

Appréhender la lumière est devenu un vrai travail de mathématicien et pour ceux qui travaillent sur sa conduction, un vrai challenge avec des applications industrielles dans tous les domaines. C'est là qu'intervient Harold Hopkins pour l'optique dans notre histoire.

HAROLD HORACE HOPKINS (1918-1994)

Né en décembre 1918 dans les bidonvilles de Leicester, Harold Hopkins est le dernier des six enfants d'un mitron qui travaille à la demande ; sa mère, socialiste, attache beaucoup d'importance à l'enseignement. L'élève est brillant, il obtiendra une des deux bourses annuelles du Leicestershire pour aller au collège où son directeur l'oriente vers les mathématiques. En 1936, il obtient une nouvelle bourse pour aller à l'université de Leicester dont il est diplômé en physique et mathématiques en 1939. Il commence alors un doctorat en physique nucléaire, mais c'est la guerre et après quelques mois d'armée, on l'oriente vers la société Taylor, Hobson et Hobson, une entreprise d'optique travaillant pour l'industrie britannique. Il passe sa thèse de doctorat en 1945 et obtient une nouvelle bourse de recherche à l'Imperial College en 1947. C'est alors qu'il va produire ses travaux fondamentaux. Il fonde la chaire d'optique à Reading en 1967 et y restera jusqu'en 1984, date de sa retraite, malgré plusieurs sollicitations pour des postes plus prestigieux. Il y attirera de nombreux chercheurs britanniques et internationaux en privilégiant la recherche et l'enseignement.

Après la guerre, il crée le zoom pour les courses de chien à la BBC, remplaçant les multiples objectifs de différentes focales.

Mais sa grande innovation est la conception de la fibre optique. On savait que les fibres de verre conduisaient la lumière ; un brevet avait été déposé en 1927 et l'Allemand Heinrich Lamm avait conçu un procédé en 1930 réunissant 400 fibres de verre, mais elles souffraient de difficultés d'alignement et de fuites, dégradant la conduction. De plus, elles cassent à l'utilisation ; il s'agit donc de multiplier le nombre de fibres et surtout de maitriser la cohérence des ondulations et éviter les fuites. Pour conduire la lumière, il faut pouvoir maitriser la réfraction (changement de direction de la lumière lorsqu'elle traverse un milieu différent) et la diffraction (étalement de direction des ondes lorsque la lumière rencontre un obstacle). Pour faire simple, Hopkins a grandement aidé la lumière à aller droit.

En 1950, Hopkins publie sa théorie ondulatoire des aberrations qui permet de calculer mathématiquement des lentilles de meilleure qualité [1]. L'objet de sa thèse en 1947 porte sur les lentilles aérées et l'intérêt de la polarisation, il travaille sur la cohérence partielle (mettre les ondes dans une même phase) puis sur la fonction de transfert optique ou comment le système peut capter une meilleure image. En janvier 1954, il publie dans Nature l'intérêt de trousseau de fibre de verre pour conduire la lumière ; il précise que le verre est préférable au plastique, un article de Van Heel dans le même numéro met en avant l'intérêt du plastique, que le diamètre de la fibre est de 0,06 millimètre et l'intérêt de la gaine de résine pour éviter la réfraction : son co-auteur l'appelle le fibrescope[2]. Les applications seront multiples et quotidiennes : le CD, le DVD et surtout la fibre optique qui permet à tous d'aller sur internet avec un très haut débit. En 1970, la Société américaine Corning Glass fait varier la longueur d'onde pour diminuer la perte de phase et la fibre optique permet de transférer 65 000 fois plus de données que le fil de cuivre, cela va transformer les réseaux de communications, le système traverse l'océan Atlantique en 1988 et sera amplifié pour l'internet haut débit en 1991 puis délivré aux domiciles en France à partir de 2005.

Pour ce qui nous concerne, il révolutionne les endoscopes.

En 1951, invité à un diner par un de ses camarades de régiment, il rencontre Hugh Gainsborough, gastro-entérologue à Londres qui se plaint de la mauvaise qualité des fibroscopes ; il est vrai que depuis 1932 avec l'introduction du fibroscope semi-rigide de Wolff, le matériel a peu évolué : rigide, constitué d'un tube d'air avec de fines lentilles de verre, la lumière est rendue faible par les anneaux, supports des lentilles. La lettre dans Nature a eu un large écho, en particulier auprès de Basil Hirschowitz, gastro-entérologue sud-africain, passé par Londres et travaillant dans le Michigan. Celui-ci l'encourage mais Hopkins n'envisage pas de développement industriel, il est vrai qu'il avait vendu le brevet du zoom pour 2000 livres. Hirschowitz développe le projet aux États-Unis avec des fibres ayant un haut index de réfraction protégées par une gaine en verre à bas indice. Il fait quelques examens et une démonstration très probante au congrès américain des gastro-entérologues à Colorado Springs en 1957. La même année, James Gow, urologue de Liverpool et amateur de photographie, se plaint lui aussi de la piètre qualité du cystoscope ; dépité du fait que le procédé du « fibrescope » n'ait pas pu être développé en Angleterre, Hopkins est réservé. Parce que Gow obtient un budget de 3000 livres du Medical Research Council, Hopkins se repenche sur la question et crée les « rod lens » : il utilise des tiges de verre pour remplacer l'espace entre les lentilles ; il choisit le type de verre, la courbure et le revêtement approprié : la lumière est multipliée par 80. Les résultats présentés au congrès de la Société internationale d'Urologie en 1961 font sensation. Il prend un brevet en 1959 qu'il revendra à Karl Storz en 1967.

Joueur d'orgue, polyglotte, il parle couramment le français, il a fait un stage à Besançon, et l'allemand, convivial, amateur de bons vins, c'est un des premiers membres du parti communiste anglais car il n'a pas oublié ses racines, son hobby est de construire des objets en bois. Pressenti deux fois pour le prix Nobel, mais son collègue hollandais Frederik Zernike l'a eu en 1953, il recevra de nombreuses distinctions de Sociétés internationales d'optique, médicales, chirurgicales et scientifiques. Il meurt, aveugle d'un cancer de la prostate en 1994 [3].

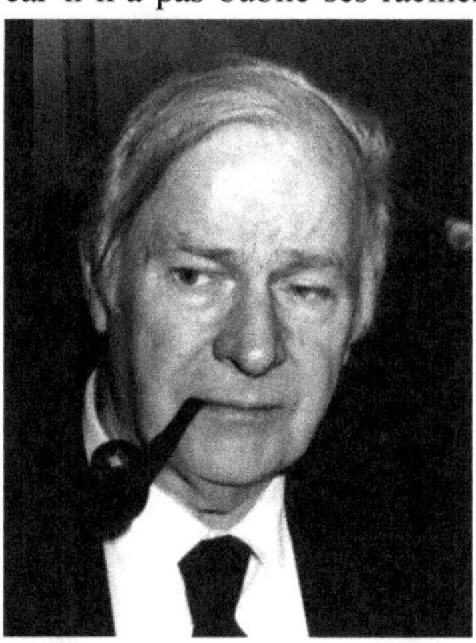

Harold H Hopkins (1918-1994)
Optica.org

Il nait en 1911 à Tuttlingen situé entre Fribourg et le lac de Constance, l'année où son père crée une société de petits instruments médicaux. Apprenti luthier chez son père, en 1928, il part à Leipzig et vend des instruments médicaux pour l'entreprise Frenzel et côtoie directement les médecins de ce grand centre universitaire. Il comprend l'importance pour l'industriel du contact au plus près des médecins et de leurs besoins. Il revient à Tuttlingen peu avant la fin de la guerre pour créer dès 1945 sa propre société qui fabrique des lampes frontales, loupes binoculaires et instruments pour les otorhinolaryngologistes. Il lit la littérature médicale et est à l'écoute des médecins. Les innovations se succèdent : bronchoscope en 1952, lampe frontale chaude en 1955, photos endoscopiques en 1956. Il va surtout apporter deux innovations majeures qui vont transformer la pratique des médecins utilisant les endoscopes souples ou rigides :

- la source de lumière froide externe en 1960

Reprenons le spectre de Newton de 1666 : la lumière se décompose en plusieurs faisceaux visibles par l'œil humain, du bleu dont la longueur d'onde est de 450 nanomètres au rouge dont la longueur est plutôt du côté de 750 nanomètres. En plein soleil à midi, la lumière contient plus de bleu, c'est la lumière froide ; en fin de journée, plus de rouge, c'est la lumière rouge. Pour éclairer dans un endroit très sombre comme la cavité abdominale, on préférera la lumière froide ; pour un restaurant romantique plutôt la lumière chaude. Cette notion de lumière froide ou chaude n'a rien à voir avec la température du faisceau lumineux ; en laparoscopie on peut bruler un tissu ou un champ opératoire en laissant l'optique au contact du tissu, je l'ai vu, même si le risque est moindre qu'avec les sources lumineuses précédemment employées. Dès lors, la vision, qu'elle soit endoscopique ou laparoscopique, va être transformée, magnifiée, et l'endoscope débarrassé de sa source lumineuse.

- les lentilles cylindriques d'Hopkins en 1967

George Berci est un médecin juif hongrois qui s'échappe d'un train près de Budapest en 1944, devient médecin en 1950 et est chirurgien à l'hôpital universitaire de Budapest qu'il fuit en 1956 pour Vienne au moment de l'entrée des Russes. Avec une bourse Rockefeller, il part pour Melbourne en 1957 et se passionne pour la vision endoscopique. Ayant créé une caméra miniature, il est recruté en 1969 comme chercheur au département de chirurgie du Cedars Sinaï Hospital de Los Angeles où il associe ses connaissances techniques de vidéo et d'optique avec sa vision de chirurgien. Toujours passionné de vision et d'endoscopie, il met en relation Storz et Hopkins en 1965. La conception des « rod lens » par Hopkins multiplie l'intensité de la lumière par 80. Karl Storz rachète le brevet en 1967. La Société Karl Storz met au point la même année son cystoscope avec ce principe et déclinera ensuite tous les endoscopes souples et rigides. Karl Storz recevra en 1995 le prix « Pioneer in Endoscopy » de la SAGES. Pour sa part, George Berci, Président de la SAGES en 1992, a fêté son 100e anniversaire en 2021... Le prix le plus prestigieux de la SAGES porte son nom depuis 2001 [4,5].

La Société Karl Storz devient un géant mondial, crée une filiale à Los Angeles en 1971, développe l'arthroscopie en 1974, l'endocaméra en 1976, etc. Ne cessant d'innover, elle est titulaire de 400 brevets. Karl Storz meurt en 1996, sa fille Sybill lui succède puis son petit-fils en 2019.

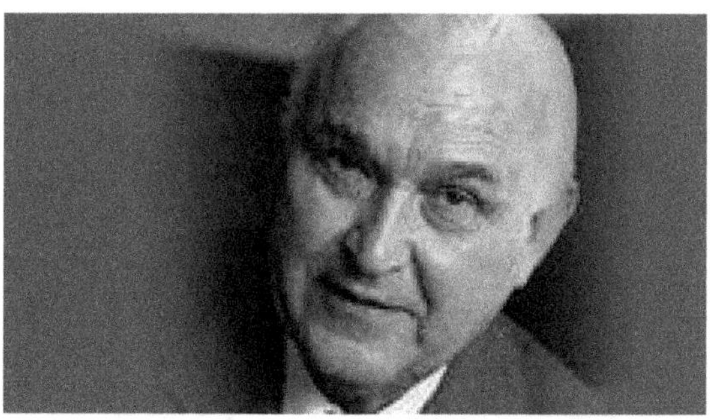

Karl Storz (1911-1996)
Karl Storz - Endoskope

NOTES

1- Hopkins HH. Wave theory of aberrations. Oxford press Clarendon 1950.

2- Hopkins HH, Kapany NS. A flexible using static scanning. Nature 1954, 173 ; 39.

3- McCombie CW, Smith JC. Harold Horace Hopkins. JSTOR 1998, 44.

4- Storz S. Karl Storz. Legends in urology. Can J Urol 2016; 23, 8116

5- Berci G. Professor HH Hopkins. Personal reflections. Surg Endosc 1995 ; 9,667.

L'APPROPRIATION PAR LES CLINICIENS
LA FILIÈRE GYNÉCOLOGIQUE
PALMER ET SEMM

RAOUL PALMER
OU LES DÉBUTS DE LA CŒLIOSCOPIE OPÉRATOIRE

Si au début du 20e siècle, Kelling, Jacobeus et Ott ont installé les fondamentaux, la cœlioscopie est restée jusque-là essentiellement diagnostique, avec Raoul Palmer elle devient opératoire ; hommage soit rendu aux gynécologues qui vont entrainer toutes les autres spécialités.

Ses deux parents sont suédois, philosophes et enseignants à Göteborg ; ils se marient civilement devant notaire mais refusent le mariage religieux ; cette situation, non acceptée par l'université, les contraint à émigrer à Paris où Raoul nait en 1905.

Licencié en sciences en 1925, il s'oriente vers la médecine ; interne des hôpitaux de Paris en 1928, il s'oriente vers la chirurgie expérimentale ; sa thèse en 1934 sera d'ailleurs intitulée « Physiopathologie du foie et des vaisseaux hépatiques ». Noël Fiessinger, son patron de laboratoire, conseille à Robert Proust, frère de Marcel et successeur de Jean Louis Faure, de le prendre dans son service de gynécologie-obstétrique à l'hôpital Broca, où il exercera pendant près de 50 ans à partir de novembre 1934. Il s'intéresse à la stérilité féminine et, méthodique, estime qu'une prise en charge nécessite un bilan lésionnel précis. Il n'est pas convaincu par la culdoscopie, l'abord par voie vaginale, développée par Ott au début du siècle et prônée à l'époque ; il privilégie la cœlioscopie.

La cœlioscopie n'est pas considérée comme de la chirurgie ; il procède sous anesthésie locale dans une salle qu'on lui a déléguée au rez-de-chaussée à côté du bloc opératoire. Mais l'artisan méthodique va progresser :

- la vue opératoire est facilitée par le Tredelenburg et la canulation utérine pour antéverser l'utérus et mieux voir les trompes et les ovaires.

- l'insufflation est un élément majeur pour les gynécologues, car il s'agit depuis longtemps d'insuffler par le vagin pour mieux évaluer les trompes. Il l'utilise pour la culdoscopie mais va préciser son utilisation pour la cœlioscopie : Il est le premier à préciser que le pneumopéritoine ne doit pas dépasser 20 à 25 millimètres de mercure et que la vitesse d'insufflation ne doit pas dépasser 400 à 500 cc par minute. Il privilégie le gaz carbonique à l'air ambiant car il se résorbe plus rapidement et introduit l'aiguille, trois travers de doigt au-dessus et à gauche de l'ombilic.

- il utilise au début un cystoscope de Mac Carthy de 3 millimètres avec l'ampoule au bout du cystoscope alimentée par des piles de lampe de poche de 4,5 volts et un rhéostat. Lorsque l'ampoule défaille, on la change encore chaude à mains nues en retirant le cystoscope et on en remet une après s'être trempé les mains dans l'alcool. La lumière étant faible, le trocart pour l'optique est introduit 3 travers de doigt sous l'ombilic.

- son protocole se développe en 1943, mais à cette époque il faut aller chercher les bouteilles de gaz carbonique en vélo, l'essence étant réquisitionnée par les Allemands, en banlieue et en évitant le couvre-feu.

Dans un Liberty Ship surchargé, il part visiter en 1945 à New York, le gynécologue Albert Decker, leader de la culdoscopie ; il n'est toujours pas séduit par la méthode mais achète des instruments dont le péritonéoscope de Ruddock. Son patron, Pierre Mocquot, rapporte le 28 juin 1946 à l'Académie de chirurgie les 108 premières cœlioscopies non compliquées, dont 5 échecs avec sortie à la 24e ou 48e heure, durées d'hospitalisation tout à fait inédites à l'époque. Les indications sont les suspicions de grossesse extra-utérine, les masses annexielles fixées et la stérilité. Il publiera 250 cas en 1947 citant les travaux de Kalk et Ruddock et précisant que la cœlioscopie permet un bilan lésionnel pelvien plus précis que la culdoscopie.

En 1952, il a l'accès à une salle d'opération et privilégie l'anesthésie générale et l'endoscope de Fourestier-Vulmière. Le Docteur Fourestier, créateur des colonies de vacances, est médecin à l'hôpital de Nanterre et se préoccupe de la santé des enfants, la tuberculose toujours et encore. Il prend attache avec la société d'optique de l'ingénieur Vulmière pour développer un endoscope bronchique de qualité. L'utilisation de tiges de quartz apporte une lumière 100 fois plus puissante. Ce procédé sera primé à l'exposition internationale de Bruxelles en 1958. Cet appareil sera commercialisé par l'entreprise allemande Richard Wolf, réétablie en 1947, à partir de 1960. Raoul Palmer qui était allé aux États-Unis en 1945 à la recherche de meilleurs endoscopes s'en empare immédiatement même si pour refroidir la source lumineuse, on utilise un aspirateur si bruyant que toute conversation en salle est impossible…

En 1956, il montre le premier film cœlioscopique en couleur ; en 1958, c'est la coagulation par pince monopolaire pour les stérilisations tubaires et les biopsies ovariennes, en 1961, il publie sa technique de prélèvement d'ovocytes à ventre fermé. Ce faisant, il développe l'adhésiolyse et la triangulation avec l'utilisation de plusieurs trocarts permettant une amplitude technique inégalée.

Très préoccupé par la santé des femmes, il obtiendra 3 blâmes du Conseil de l'Ordre des médecins entre 1961 et 1972 pour avoir prôné la contraception et avoir témoigné sur l'avortement au procès de Bobigny qui mènera à sa légalisation en 1976 [1-5].

En 1962, il publie sur la stérilisation tubaire [6], Frangenheim fera de même en 1964. Cette intervention réalisée depuis 1880 avait été réalisée pour la première fois par cœlioscopie par le chirurgien suisse Boesch en 1936 sous anesthésie locale. Melvin Cohen de Chicago visite Palmer et Frangenheim en 1966 et est très intéressé par leur technique. Il publie « Laparoscopy, culdoscopy and gynecography » en 1970 [7]. JM Phillips, gynécologue de la côte est américaine, crée en 1972 l'Association Américaine des Gynécologues Laparoscopiques. Parallèlement, les gynécologues canadiens Roux et Cloutier introduisent la coagulation bipolaire en 1973. Une dizaine d'années après l'introduction de la contraception orale, l'époque est à la libération sexuelle. La conjonction de ces éléments va permettre un développement fantastique de la stérilisation tubaire et de la cœlioscopie aux États-Unis : entre 1970 et 1978, plus de 4 millions de femmes de 15 à 44 ans bénéficieront d'une stérilisation tubaire par cœlioscopie [8,9].

Auteur de 800 publications, parlant et écrivant 5 langues couramment, il reçoit à l'hôpital Broca de très nombreux chirurgiens Français et étrangers. Outre, Hubert Manhès qui réalisera le premier traitement cœlioscopique d'une grossesse extra-utérine à Vichy en

1972, ou Philippe Mouret qui réalisera la même année les premières adhésiolyses sous cœlioscopie pour occlusion à Lyon et Kurt Semm dont nous reparlerons, ce sont surtout à côté de très nombreux chirurgiens européens, nord et sud-américains, Melvin Cohen à Chicago, Patrick Steptoe en Angleterre et Hans Frangenheim à Wuppertal, déçus par la culdoscopie, qui diffuseront ses principes et son expérience et imposeront avec lui la cœlioscopie opératoire.

Ainsi Patrick Steptoe, chirurgien gynécologue britannique à Oldham publie dans le Lancet en 1967 « Laparoscopy and ovulation », lu par Patrick Edwards, chercheur américain en embryologie, les deux seront à l'origine du premier bébé éprouvette après fertilisation in vitro en 1977, le retentissement de la naissance de Louise Brown le 25 juillet 1978 sera mondial. Ou Hans Frangenheim, qui débute la cœlioscopie en 1951 à la demande d'un de ses collègues internistes, visite Raoul Palmer en 1955, créera son propre insufflateur en 1959, et sera un des premiers testeurs de la lumière froide en 1960 apportée par Karl Storz et adoptée dans le monde entier. Steptoe et Frangenheim rédigeront les premiers traités de gynécologie endoscopique dans leurs pays respectifs.

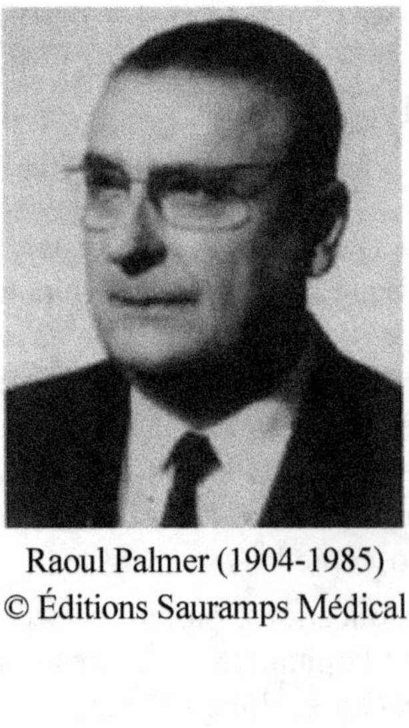

Raoul Palmer (1904-1985)
© Éditions Sauramps Médical

Si le petit monde des gynécologues s'occupant de fertilité progresse à grands pas, il ne dérange encore pas le monde chirurgical. Raoul Palmer en Europe et Amérique du Sud, Melvin Cohen aux États-Unis, Patrick Steptoe au Royaume-Uni, par leurs travaux sur les stérilisations tout au long des années 60 contribueront à un essor de la cœlioscopie dont le développement, après les médecins, deviendra opératoire et passera par les gynécologues qui l'intégreront dans leurs programmes de formation. Ce ne sera pas la même chanson avec Kurt Semm.

Raoul Palmer sera membre d'honneur de nombreuses Sociétés de Gynécologie : France, Royaume-Uni, Brésil, Portugal, Argentine, Mexique, Italie, Allemagne, Autriche, Pérou. Il fut Président de la Société internationale d'Endoscopie de 1969 à 1972 [9, 11].

KURT SEMM, L'INNOVATEUR CONTESTÉ

Né en 1927 à Munich, est-ce parce qu'il eut un sérieux accident de la voie publique à 6 ans, qu'il devint docteur ? Il est d'abord enrôlé par la Wermacht en janvier 1945, il a 17 ans, avant d'être libéré par les Russes en décembre. À son retour à Munich en janvier 1946, son père ingénieur lui explique qu'il doit travailler pour payer ses études : il dessine, répare, fabrique et vend des jouets. Il fait ses études et passe sa thèse sur l'ocytocine, qui est remarquée, en 1958 puis publie en 1960 ses premiers articles sur l'infertilité sous l'égide d'Adolf Butenandt, prix Nobel de chimie 1939 pour ses travaux « sur les hormones sexuelles ». Il est intrigué par l'insufflateur utilisé pour les trompes et se dit qu'il pourrait être adapté pour la confection du pneumopéritoine, automatisé et non manuel. Il développe un premier appareil en 1955, rencontre Raoul Palmer à Naples en 1956 où il présente son insufflateur et le visite avec son patron à Paris en 1958. Il est professeur de Gynécologie obstétrique à Munich en 1964.

Avec son père ingénieur et son frère technicien, il conçoit au sein de leur société WISAP un premier prototype à commercialiser en 1959. Son patron, le Pr Fikentscher, s'il est très emballé par l'insufflateur, est très opposé à la laparoscopie, c'est dans un service de médecine interne que l'appareil est testé pour la cœlioscopie. Il est amélioré en 1963 et apparait plus efficace que celui de Frangenheim. Ce n'est qu'à l'occasion d'une visite du Dr Galindo, chirurgien argentin, élève de Palmer, dans le service à Munich que son patron sera conquis. En 1967, il présente son appareil lors d'une visite à Melvin Cohen à Chicago ; le technicien lui précise « qu'il n'est pas intéressé par des appareils allemands » ; Semm lui répond par un juron en allemand, le technicien lui répond en allemand : il est bavarois de Munich, juif émigré, ils sympathisent en dialecte bavarois. De retour en Europe, il reçoit une lettre : le technicien est intéressé. Melvin Cohen publie un traité de laparoscopie en 1970, dans lequel l'appareil est décrit. Une commande par un industriel américain de 100 appareils parvient à Munich en 1972 ; l'appareil, encore perfectionné en 1979, se vendra par milliers.

Chef de service à Kiel en 1970, Semm a les coudées franches ; ce sera une succession d'innovations : l'hystéroscopie sous insufflation de gaz carbonique entre 1973 et 1976, le nœud de Roeder en extrapéritonéal appliqué en intrapéritonéal par un pousse-nœud qu'il met au point par un trocart de 5 millimètres en 1975, la coagulation bipolaire publiée en 1977, le laveur-aspirateur, le morcellateur en 1977… À la fin des années 1970, il réalise des myomectomies, ovariectomies, annexectomies, résections de kystes de l'ovaire, grossesses extra-utérines. En 1984, il décrit l'assistance cœlioscopique pour l'hystérectomie vaginale, en 1985 le pelvi trainer.

Lui qui préférait au début parler de pelviscopie, plus neutre que la laparoscopie taxée d'accidents mortels, va franchir la frontière : En février 1980, il publie « quand un appendice ou une vésicule disparaitront dans un endoscope ? ». Il réalise la première appendicectomie par laparoscopie en septembre 1980 et invite Hans Troidl à l'aider sur un cas en 1981. Troidl sera en 1989 le premier Président de l'Association Européenne d'Endoscopie Chirurgicale (EAES). Quelques chirurgiens allemands suivront dont Erich Muhe qui réalisera la première cholécystectomie en 1985. Il encouragera les chirurgiens américains McKernan et Saye à faire de même.

En réalité, Kurt Semm, avec son dynamisme technique et industriel, ses 20 000 diapositives, ses 30 vidéos et à la fin ses 700 publications, dérange. S'il en était besoin, sa première appendicectomie lui met à dos les gynécologues et les chirurgiens généraux. Bien avant, on lui coupe l'électricité lors d'un diaporama sur l'énucléation d'un kyste de l'ovaire : pas éthique ; on lui demande de passer un scanner cérébral : normal ; lors des journées annuelles de gynécologie de Kiel, chez lui, en 1972, on interrompt sa communication pour recommander à ses élèves de ne pas poursuivre dans cette voie. Son article sur l'appendicectomie est refusé en 1981 par l'American Journal of Obstetrics and Gynecology : pas éthique ; l'article sera publié en 1982 aux États-Unis et en 1983 en Allemagne. La même année, pressé par plusieurs membres, le Président de la Société allemande de Chirurgie demande sa suspension d'exercice. Le Président de l'Association Américaine des Gynécologues laparoscopiques l'interpelle dans un meeting européen : « Vous allez trop loin, c'est absurde ». Les critiques, dont Frangenheim, lui reprocheront pêle-mêle ses liens avec l'industrie, l'absence de statistique ou que cette chirurgie est réservée à des artistes. Cette opposition persistera quelques années : en 1990, la communication de Hans Troidl au 107e congrès allemand de Chirurgie sur ses 100 premières cholécystectomies laparoscopiques se verra soudainement déprogrammée.

Pour Kurt Semm, si l'époque est compliquée, ses idées progressent et ses techniques seront adoptées et reconnues. Qualifié de « créateur de la cœlioscopie », Semm intègre en 1986 la Leopoldina, l'Académie des Sciences Allemande, et en 2002 est reconnu « Pioneer in laparoscopy » par la SAGES, la Société américaine des chirurgiens digestifs américains, fondée en 1976. Retiré en 1995, il décède en 2003 d'une maladie de Parkinson à Tucson Arizona [12, 16].

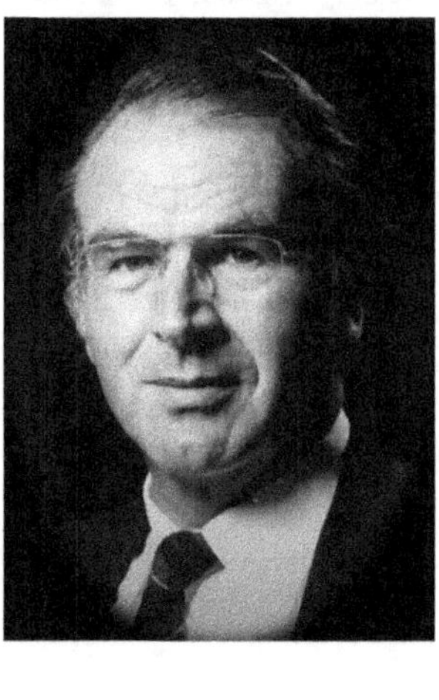

Kurt Semm (1927-2003)
Photo : Archiv der klinik fur gynekologie and geburtschilfe christian-Albert-universitat-kiel.
Source : *Kurt Semm. Innovator and Teacher of Laparoscopic Surgery*, Oehler R., Alkatout I, Schliemann G., Mettler L. (Youtube).

NOTES

1- Schlogel G. Raoul Palmer et l'aventure cœlio-chirurgicale de 1940 à 1995. Hist Sciences Med. 1996 ; 30, 2, 281.

2- Palmer R. Mocquot P. La cœlioscopie gynécologique. Mem Acad Chir 1946, 367.

3- Palmer R. Funck-Brentano P. Progrès récents et indications actuelles de la cœlioscopie abdominale en gynécologie. Mem Acad Chir 1960, 659.

4- Laffage-Cosnier S. Quand la carrière scientifique d'un médecin favorise la diffusion d'innovations scolaires : l'exemple du docteur Max Fourestier. Hist sciences Med 1014; 48, 1, 83.

5- Litynski G. Raoul Palmer, World War II, transabdominal laparoscopy: laparoscopy extends to gynecology. JSLS 1997 ; 1, 289.

6- Palmer R. Essais de stérilisation tubaire cœlioscopique par électro-coagulation isthmique. Bull Fed Soc Gyn Obstet Fr. 962 ; 14, 298.

7- Cohen MR. Laparoscopy, culdoscopy and gynecography. WB Saunders Philadelphie 1970.

8- DeStefano F. Demographic trends in tubal sterilization: United States 1970-1978. AJPH 1982; 72, 480.

9- Litynski G. Hans Frangenheim - endoscopy vs laparoscopy: the first book on gynecological endoscopy and cold light. JSLS 1997; 1, 357

10- Litynski G. Patrick C Steptoe: laparoscopy, sterilization, the T test-tube baby, and mass media. JSLS 1998; 2, 1999

11- Nezhat C. Nezhat's history of endoscopy: a historical analysis of endoscopy, ascension since antiquity. Endopress Tüttlingen 2011.

12- Mettler S. Historical profile of Kurt Karl Stephan Semm, born march 23, 1927 in Munich Germany, resident of Tucson Arizona, USA since 1996. JSLS 2003; 7, 185.

13- Van Robays J. Kurt Semm 1927-2003. Fact Views vis obgyn 2017; 9, 3, 75.

14- Litynski G. Kurt Semm and the fight against scepticism. JSLS 1998; 2, 309.

15- Litynski G Kurt Semm and an automatic insufflator. JSLS 1998; 2, 197.

16- Alkatout I. THe development of laparoscopy- a historical overview. Frontiers in surgery 2021; 8, 1.

17- Van Hee RH Hizstory of surgery: a global view. Acta Chirurgica Belgica 2014.

Dernier changement de paradigme
Camran Nezhat et la vidéolaparoscopie

Les endoscopistes et gynécologues disposent d'outils performants mais n'opèrent que d'une main et sont seuls à voir ce qu'ils font, et que d'un œil. Certes George Berci a introduit pour la formation le concept d'un deuxième œil en 1977. Les industriels progressent lentement : Olympus produit en 1949 une « gastro caméra » et régulièrement de nouveaux appareils des années 1960 à 1990, un premier vidéo endoscope est commercialisé par Welch Allyn aux États-Unis en 1969, Storz crée son endo-caméra en 1976.

Camran Nezhat est, comme ses deux frères, d'origine iranienne et gynécologue ; comme beaucoup de gynécologues laparoscopistes, il s'intéresse à la fertilité. Thésé à Téhéran en 1972, il est d'abord interne en gynécologie obstétrique à Buffalo dans l'état de New York entre 1974 et 1978. Il complète sa formation en infertilité jusqu'en 1980 à Augusta Géorgie et, certifié, s'installe à Atlanta en 1982. Depuis la fin des années 1970, il se démène pour retransmettre ses images par une caméra sur un moniteur de télévision et opérer sans regarder dans l'optique, avec ses deux mains. À partir de 1983, le système est au point et il fait une série de conférences aux États-Unis. Parallèlement, il développe l'abord laparoscopique pour le traitement des endométrioses compliquées. Ce n'est qu'en 1986 qu'il publiera ses premiers travaux sur le sujet.

Il ne va pas échapper à la controverse avec procès et médiatisation comme les États-Unis savent le faire : la laparoscopie expose à des complications après des opérations simples, il est irréaliste de faire des opérations complexes, la laparoscopie est faite par des chirurgiens ayant des conflits d'intérêts avec les industriels, peut-on faire confiance à la chirurgie sur moniteur sans vérifier soi-même, c'est de la chirurgie réservée aux artistes, on s'en prend à lui-même : plusieurs plaintes seront classées sans suite. Débauché par l'université de Stanford Palo Alto Californie en 1993, il est suspendu avec ses deux frères d'avril 2001 à août 2002, le temps d'une enquête sur l'intégrité scientifique de leurs publications ; l'enquête du jury les réintégrera [1, 4].

Le bon sens l'emportera progressivement : opérer avec ses deux mains et que toute l'équipe (aide opératoire, anesthésiste, panseuse, étudiants) et chirurgiens visiteurs, puissent suivre l'intervention est bénéfique pour le patient, pour la formation initiale ou continue et pour envisager des opérations plus complexes. Si les appareils de vidéolaparoscopie sont chers au début, la concurrence et la demande vont les rendre plus abordables ; en 1986, apparait le premier vidéoendoscope numérisé avec capteur électronique (ccd : charge couple device) permettant de transférer en signaux numériques toutes les images captées. Il va remplacer progressivement les vidéoendoscopes analogiques et la captation d'image sur les cassettes VHS. Avec la vidéolaparoscopie, tout est en place pour la diffusion de la technique.

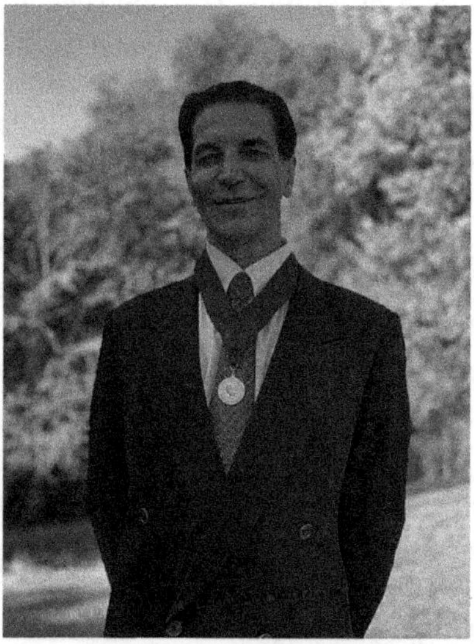

Camran Nezhat (1947-)
AMA distinguished service award (2020)

Si la première publication de Nezhat remonte à 1986, c'est en 1987 que l'urologue anglais John Wickham introduit le concept de chirurgie mi-invasive « Si les chirurgiens aiment les grandes incisions, les patients préfèrent les petites » [5]. Le concept gagne du terrain : La SAGES, Society of American Gastroenterologist

Association Endoscopic Surgeons a été créée en 1981, le Journal Surgical endoscopy par des Allemands en 1987 et le premier congrès international de chirurgie endoscopique se tient à Berlin en juin 1988, présidé par Hans Troidl. Il ne réunit, pour l'instant, que 400 personnes.

NOTES

1- Nezhat C. Presidential Address JSLS 2005; 9, 370.

2- Carter JE. Biography of Camran Nezhat MD, FACOG, FACS JSLS 2006; 10, 275.

3- Nezhat FR. Forward We Go! JSLS 2023; 27, 1.

4- Page B in Nezhat's History of Endoscopy Society of Laparoendoscopic surgeons.

5- Wickham JEA. The new surgery. Br Med J 1987 ; 295, 1581.

La French Connection
ou la deuxième révolution française

C'est Eric Mühe qui a réalisé la première cholécystectomie par laparoscopie le 12 septembre 1985, plus de cent ans après la première cholécystectomie par un autre chirurgien allemand, Carl Langenbuch en 1883. Mais si cette dernière innovation obtiendra une diffusion mondiale, ce ne sera pas le cas de la première cholécystectomie par laparoscopie.

Né en 1938, Eric Mühe est assistant à Erlangen, où l'endoscopie interventionnelle est très développée, l'équipe a réalisé en 1973 la première sphinctérotomie endoscopique au monde, et cela dans une bonne collaboration avec les chirurgiens ; il a vu en 1974 une vidéo de laparoscopie par Fragenheim et n'ignore pas la première appendicectomie par laparoscopie de Semm en 1980. Devenu chef de service à Boblingen en 1982, il s'équipe du matériel de cœlioscopie et s'inquiète de l'extension des compétences des gynécologues et médecins interventionnels aux dépens des chirurgiens viscéraux.

Il va réaliser 97 cholécystectomies « par laparoscopie » avant la première de Philippe Mouret à Lyon en mars 1987. Le terme est entre guillemets, car en réalité, à partir du 12 septembre 1985, seules les 6 premières seront réalisées par laparoscopie ; il est d'emblée très séduit par les résultats cliniques mais veut réduire l'intervention à une seule incision et conçoit avec l'entreprise WISAP, le « Galloscope » : un tube avec valve pour le passage des instruments avec une optique latérale et un canal pour le pneumopéritoine, qu'il introduit contre le rebord costal et non dans l'ombilic. Puis il se passera du pneumopéritoine et de l'optique et se contentera d'un simple proctoscope avec une source de lumière.

Ses présentations en avril 1986 au congrès de la Société allemande de Chirurgie puis en octobre 1986 à Cologne à une réunion scientifique régionale seront accueillies avec scepticisme. Plusieurs éléments expliquent l'absence de diffusion : son statut non universitaire, le concept de mini-incision qui va à l'encontre des idées de l'époque, les interrogations sur l'indication de la cholécystectomie avec l'introduction sur le marché en 1975 des dissolvants biliaires et l'arrivée des traitements interventionnels avec la sphinctérotomie endoscopique et la lithotritie en 1982, le concept du monotrocart totalement inédit à l'époque, l'absence d'intérêt financier pour le système de soins allemand et les établissements de réduire la durée d'hospitalisation et l'absence de diffusion aux États-Unis puisque son article en 1990 sera refusé par l'American Journal of Surgery pour anglais défectueux, seulement 7 % de ses 342 articles entre 1965 et 1983 sont écrits en anglais. Tout cela ne l'empêchera de gagner le championnat d'Allemagne de cyclisme des médecins en 1985 et son pendant mondial en 1987.

Il sera néanmoins réhabilité, recevant un prix de la Société allemande de Chirurgie en avril 1992 et invité à faire une lecture en mars 1999 à réunion de la SAGES à San Antonio Texas [1-3].

Si depuis 1930 et surtout dans les années 1970, la France fournit en cocaïne les Américains, elle va leur apporter en 1990, une innovation plus bénéfique pour leur santé.

Pendant que Raoul Palmer et Kurt Semm participent au développement international de la cœlioscopie, trois évènements presque contemporains et dans la même région surviennent et sur le moment, passés inaperçus car non diffusés, car ces chirurgiens sentent bien qu'ils sont transgressifs :

- Maurice Antoine Bruhat réalise en 1971 à Clermont-Ferrand le drainage d'un abcès tubaire sous cœlioscopie

- Hubert Manhès réalise en 1972 à Vichy, le premier traitement conservateur par cœlioscopie, d'une grossesse extra-utérine

- Philippe Mouret, réalise la même année la première adhésiolyse pour occlusion sur bride à Lyon.

Né dans le Puy-de-Dôme, Maurice Bruhat fera toute sa carrière à Clermont-Ferrand : Interne des hôpitaux en 1961, Chef de Clinique en 1967, Maitre de Conférence des Universités en 1971, Chef de service en 1976, Professeur en Gynécologie obstétrique en 1981. Dès lors, il va développer une véritable école, diffuser de multiples techniques en cœlioscopie adaptées à la chirurgie gynécologique, enseigner inlassablement aux étudiants, aux gynécologues français et étrangers, aux chirurgiens d'autres spécialités français et étrangers lorsque la technique va se diffuser dans le monde.

Hubert Manhès est né en 1938 à Aurillac ; sa rencontre avec Jacques Gineste, Chirurgien général, interne des hôpitaux de Paris revenu s'installer à Aurillac va décider de sa carrière. Il fait ses études à Montpellier, passe son CES de gynécologie obstétrique et s'installe en 1970 à la clinique de la Pergola à Vichy. Il suit les sessions de Raoul Palmer et en 1972 réalise le premier traitement d'une grossesse extra-utérine, en gardant la trompe, par cœlioscopie. La grossesse, c'est comme au tennis, lorsque la balle est dedans (dans l'utérus), c'est bon ; quand elle est dehors, c'est une urgence avec risque mortel par hémorragie interne, l'œuf érodant la trompe et ses vaisseaux. Le traitement classique à cette époque est la grande ouverture et l'ablation de la trompe. Hubert Manhès en intervenant par cœlioscopie et en aspirant l'œuf avec arrêt du saignement s'expose à une condamnation. Il va se rapprocher de Maurice Bruhat, universitaire, pour évaluer, publier et diffuser la technique. Il recevra le prix de la SAGES, la Société des gastroentérologues et endoscopistes américains en 2003. Il décèdera en 2021, toujours soucieux de préserver l'intégrité des femmes. Son besoin de créer de nouveaux instruments va conduire à la création à Bourbon l'Archambault de la société Microfrance dont la gamme se diffusera largement à partir des années 1990.

Bruhat et Manhes publient sur le traitement cœlioscopique conservateur de la grossesse extra-utérine en France dès 1977 et surtout aux États-Unis 60 cas en 1980 [4].

Bruhat publiera 206 articles référencés à la bibliothèque du Congrès aux États-Unis, développant par cœlioscopie le traitement des kystes de l'ovaire, de la stérilité par adhésiolyse tubaire, l'ablation de l'utérus pour cancers avec curages, les traitements de prolapsus.

Chef de service pendant 23 ans, il nommera 6 professeurs dont 4 chefs de service : Les Prs Mage, Canis, Pouly qui lui succèderont, Wattiez à Strasbourg et Chapron à Cochin Port-Royal et fit aussi des émules dans la spécialité comme les Prs Dubuisson, Madelenat, Blanc.

Il crée en 1984 un diplôme interuniversitaire d'endoscopie opératoire avec les villes de Bruxelles, Heidelberg, Madrid, Barcelone, Milan, Rome, Le Caire, Ho Chi minh ville sans oublier la Tunisie et le Maroc. En 1990, il crée le Centre international de Chirurgie endoscopique (CICE) qui a reçu à ce jour plus de 20 000 chirurgiens, dont les pionniers des autres spécialités chirurgicales (viscéraux, urologues, thoraciques) qui d'emblée se pressent comme l'auteur pour acquérir les principes de base de cette nouvelle voie d'abord chirurgicale. Nous n'aborderons pas ici ses nombreux travaux de recherche.

Membre et Président de nombreuses sociétés savantes, honoré aux États-Unis, Russie, Allemagne, Italie, il reçoit en 2014 avec François Dubois la médaille d'or de l'Académie de Chirurgie. Cavalier, Mélomane, Commandeur de la Légion d'honneur, il décèdera en 2014 après avoir porté haut l'école de cœlioscopie française dans le monde [5].

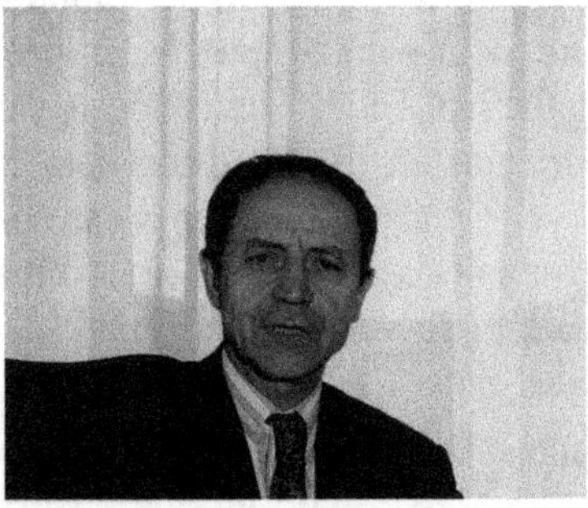

Maurice Antoine Bruhat (1934-2014)
Académie Nationale de Chirurgie

Contrairement aux deux autres, Philippe Mouret est chirurgien général. Il nait à Lisieux en 1938, « au bloc opératoire par césarienne » où sa mère pour la fin de sa grossesse rejoint son frère le Dr Devaux, chirurgien général. Après la libération, la famille s'installe à Lyon. Il passe ses vacances d'été à Lisieux et va assister puis à l'occasion aider aux opérations que fait son oncle, ce qui décidera de sa carrière médicale. Interne des hôpitaux de Lyon entre 1960, médaille d'or en 1964 qui offre à un seul interne par promotion l'opportunité de faire une année supplémentaire.

Après avoir satisfait à ses obligations militaires dans les chasseurs alpins, il est Chef de Clinique-Assistant chez le Professeur Francillon, chef de service de la clinique chirurgicale A à l'hôpital

Edouard Herriot. Cette période va être déterminante : d'une part car il est collègue avec Michel Cognat, élève de Raoul Palmer, qui va l'initier aux concepts, et d'autre part car il y prend de nombreuses gardes. Or, à l'époque, il n'y a ni échographie, ni scanner, les examens biologiques sont sommaires et dans le cadre de l'urgence, la laparotomie est la seule possibilité de confirmer un diagnostic de gravité, mais lorsqu'elle n'a pas confirmé de diagnostic, l'adage s'applique : les laparotomies « blanches » font les séries noires. C'était en particulier le cas pour les suspicions d'appendicites, pour lesquelles l'école française recommandait l'opération systématique pour ablation par une petite incision même si l'organe ne s'avérait pas malade et source alors d'adhérences résiduelles pouvant causer à distance des occlusions qui elles nécessitaient des laparotomies en urgence, source elles-mêmes d'occlusions parfois itératives. Il va donc déroger à la règle et préférer la technique des gynécologues, à l'époque marginale et non recommandée par les chirurgiens : la cœlioscopie, celle-ci n'empêchant pas une transformation en grande ouverture si besoin pendant l'opération. Il développe au fur et à mesure son apprentissage avec l'introduction de la triangulation ; en effet Palmer et Semm, n'opérait que par un orifice, s'aidant parfois d'une tige, palpateur introduite à distance pour écarter ou exposer un élément. C'est d'ailleurs la technique vantée par Mühe pour ses cholécystectomies. Mouret se rend compte qu'en introduisant un ou plusieurs instruments à distance, il accroit très notablement les possibilités de cet abord chirurgical et précise l'endroit précis où ils doivent être introduits pour chaque type d'opération. Il va faire progresser sa technique pendant plusieurs années dans la plus parfaite discrétion et avec beaucoup de rigueur car il a bien compris qu'un chirurgien utilisant des techniques de gynécologue n'est pas en odeur de sainteté.

En 1968, il poursuit sa pratique en exercice privé à la clinique de la Demi-Lune à Tassin puis à la clinique de la Sauvegarde à sa création en 1970, dans la banlieue nord de Lyon. Ce qui devait arriver arrive en 1972 : il reçoit en urgence un jeune homme de 18 ans pour occlusion, opéré l'année précédente d'une appendicectomie par voie conventionnelle ; il opère par cœlioscopie trouve une bride unique qu'il sectionne et guérit le patient. Cette expérience va se renouveler et fera l'objet d'une thèse du Dr Chantal André en

1976 « Exploitation des possibilités cœlioscopiques dans le traitement des syndromes aigus et chroniques d'adhérences péritonéales (gynécologie exceptée) à propose de 27 dossiers ». Le président du jury de thèse, le Pr Maillet, un de ses maitres d'internat, lui glisse discrètement « continue mon petit, tu es jeune ». La même année et dans le plus parfait anonymat, une thèse est soutenue à Nantes, chirurgien Jean Magré, thèse du Dr Michel Blanche sur 30 cœlio-appendicectomies sans complication avec séjours de 48 heures.

Son expérience se poursuit avec sa première appendicectomie par cœlioscopique en 1983. Il ne dérange pas les chirurgiens généraux et son recrutement augmente par les médecins correspondants qui constatent les bons résultats chez ses patients opérés.

Le 13 mars 1987, il a programmé une patiente pour cœlioscopie et cholécystectomie ; en effet, cette patiente a des douleurs en fosse iliaque droite et des calculs vésiculaires symptomatiques. L'opération débute par une cœlioscopie, il n'y a pas de pathologie gynécologique mais un foyer d'adhérences en fosse iliaque droite qui est libéré. La vésicule est souple et libre, la patiente est mince ; Une incision de 10 mm est faite en regard de la vésicule pour saisir le fond par une pince de Kocher courbe sans griffe, un palpateur de 2 millimètres est introduit dans l'hypocondre gauche pour abaisser le duodénum, puis un crochet coagulateur de 3 millimètres est utilisé introduit alternativement en fosse iliaque droite ou dans l'hypocondre gauche. Le décollement de la vésicule du foie sera le plus difficile, puis l'artère cystique sera coagulée en monopolaire, une cholangiographie est réalisée puis il ne reste plus que mettre un clip (la pince est introduite par l'orifice de 10 millimètres) sur le canal cystique et à le couper par un ciseau de Metzenbaum long. La vésicule libre est extraite de l'abdomen. L'intervention dure 2 h 30. Philippe Mouret racontera cette opération par un article intitulé « Cinquième anniversaire d'une intervention bizarre, la cholécystectomie endoscopique ». Le lendemain matin, la patiente debout et maquillée lui reproche de ne pas lui avoir retiré la vésicule [6].

Ce long apprentissage ne sera rendu possible que par l'aide de panseuses dont l'une deviendra son épouse et du Dr Cadieu, médecin anesthésiste qui engageait sa responsabilité pour chaque intervention, dans des conditions encore inconnues : positions inhabituelles du patient, Tredelenburg avec bascule de la table opératoire pour exposer les organes, et de l'opérateur, pneumopéritoine prolongé ou parfois important, sans monitorage de curarisation à l'époque. Mais la confiance mutuelle et les résultats obtenus sur le confort postopératoire des patients encourageaient cet apprentissage.

À l'époque, ces interventions sont encore réalisées sans écran, l'opérateur voit par l'optique et l'équipe aide en aveugle, mais par l'intermédiaire de son collègue gynécologue Hervé Marsaud, toutes les interventions sont enregistrées par l'utilisation d'une caméra branchée sur l'optique supplémentaire latérale utilisée par les gastroentérologues pour la formation à la laparoscopie. Cette caméra permet l'enregistrement en analogique sur des cassettes vidéo VHS, ce qui permet en évaluant sa pratique de progresser, puis secondairement le magnétoscope sera relié à un écran ; dès lors, rejoignant le concept de Nezhat, la panseuse tient la caméra et l'opérateur dispose de ses deux mains. Une quinzaine de cholécystectomies sont ainsi enregistrées et vont vaincre l'incompréhension. L'histoire va alors s'accélérer.

D'une part, Edgar Cornier gynécologue parisien les invite à projeter une des cassettes, adhésiolyse, appendicectomie, cholécystectomie, au congrès du Collège international de chirurgie qui se tient à l'hôtel intercontinental à Paris en juin 1988. Mais le Président du congrès Jean Henry Alexandre, Chirurgien viscéral universitaire, veut voir une cassette. En mai, Philippe Mouret et Hervé Marsaud se transportent par le train à l'hôpital Broussais avec les cassettes et un diable pour le magnétoscope et le tube cathodique. Alexandre convoque immédiatement son équipe pour regarder la cassette. En séance, l'accueil est controversé, mais le mouvement est amorcé, l'ensemble des pionniers échangeront progressivement avec lui : outre François Dubois et Jacques Perissat, en France Trebuchet, Berthoux, Drouard, Montupet, Valla, en Belgique Cadière et Azagra, en Suisse Ghavami, en Italie Moreno Parini et Husher, en Espagne Gomez Ferrer et Lacy.

Parallèlement, François Dubois, universitaire parisien s'efforce méthodiquement de réaliser des cholécystectomies par une voie conventionnelle de plus en plus petite, environ 3 centimètres, technique qu'il a publiée en 1982 ; au printemps 1987, une de ses panseuses, Claire Jeaupitre qui a exercé à la Sauvegarde, lui dit

« C'est bien, mais à Lyon, Monsieur Mouret fait mieux, il le fait par cœlioscopie »… François Dubois prend contact et Philippe Mouret lui montre ses vidéos dans sa chambre d'hôtel à l'occasion d'un congrès à l'automne 1987.

Ce sont ces cassettes qu'il montrera aux États-Unis en 1988 et en 1989 à Vichy en présence de Camran Nezhat.

Mais avoir raison trop tôt va lui coûter très cher ; non parce qu'un de ses confrères, installé en libéral, porte plainte au Conseil de l'ordre pour pratique déloyale, mais parce que voyant l'intérêt d'une meilleure prise en charge pour les patients et du moindre coût pour la Sécurité sociale, il crée un centre ambulatoire : il achète deux étages d'un bâtiment près de la Sauvegarde, installe six lits, des bureaux et tout le matériel pour des salles d'opérations. Les architectes, juristes et financiers suivent. Les autorisations délivrées à l'époque par les Caisses primaire et régionale d'Assurance Maladie et par la Direction départementale des affaires sanitaires et sociales se font attendre. À Paris, il est allé jusqu'à voir le ministre de la Santé, on est plutôt favorable mais à Lyon, ça coince. En réalité à cette époque en France, le pouvoir pour les établissements c'est le nombre de lits d'hospitalisation ; or dans certains établissements en particulier en privé, l'activité est telle qu'on contourne le système en faisant de l'ambulatoire sauvage, 2 patients sur un lit en 24 heures. La Sécurité sociale voit rouge et par circulaire du 26 novembre 1990 interdit cette pratique en ne payant pas ces actes ainsi réalisés. Un arrêté pris le 28 décembre parait au journal officiel le 30 décembre applicable au 1er janvier 1991, soit 48 heures plus tard. C'est la crise. Une réunion des différents partenaires va trouver un accord début janvier en mettant en place un « taux de change ». Mais l'administration a son rythme : loi sur la réforme hospitalière le 31 juillet 1991, décret du 2 octobre 1992, arrêté du 7 janvier 1993, accord tripartite du 27 janvier 1993. Mais pour Philippe Mouret, les financiers ne peuvent plus attendre ; c'est la saisie de ses biens et la liquidation judiciaire. Or cela entraine automatiquement une interdiction d'exercer par le conseil de l'Ordre, en janvier 2002. Dès lors, il continua d'opérer au Vietnam et au Piémont en Italie, où il publiera un traité de cœlioscopie.

Il fut internationalement reconnu : Prix de l'Académie de Médecine en 1992, Membre de l'Académie Nationale de Chirurgie, associé en 1993 puis titulaire en 1999, Premier Président de la Société française de chirurgie endoscopique (SFCE) en 1993, Membre d'honneur de l'Association française de chirurgie en 2006, Prix de la Fondation Honda en 2007 : ce prix international annuel est décerné pour des travaux de recherche innovants en matière d'écho-technologies. Créé en 1980 par le fondateur de la firme Honda, seuls 5 Français l'ont à ce jour obtenu dont 2 chirurgiens : Philippe Mouret et Louis Benabid, neurochirurgien, en 2021. Enfin, la médaille d'or de la ville de Lyon lui fut remise en 2007 et il recevra à titre posthume le Prix d'honneur des trophées de l'hospitalisation privée. Longtemps ignoré, puis combattu mais enfin reconnu, Philippe Mouret mourra, en 2008 d'un cancer [7, 9].

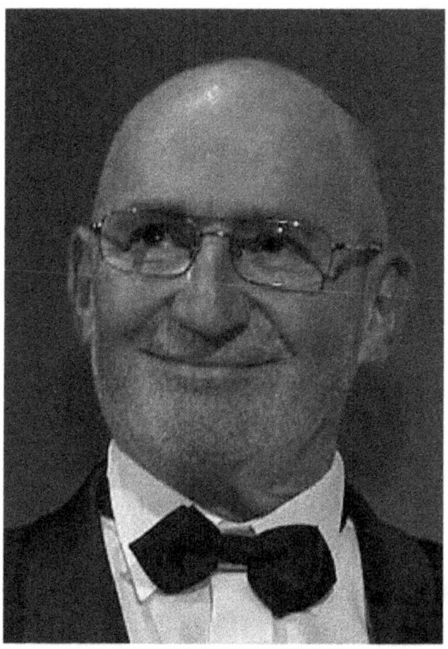

Philippe Mouret (1938-2008)
Doriane Mouret 2007

François Dubois, Professeur au Centre médicochirurgical de la porte de Choisy à Paris, dispose d'un laboratoire expérimental. Dès qu'il a vu les cassettes de Mouret, il lit la littérature cœlioscopique, il s'équipe, applique la technique sur l'animal et fait sa première cholécystectomie laparoscopique complète chez l'homme en avril 1988. Comme Hubert Manhès avec Maurice Bruhat, François Dubois, universitaire, va permettre de diffuser la technique. La première publication, soumise en France fin 1988, est refusée : « Technique trop dangereuse, à surtout ne pas diffuser ». L'article sera finalement accepté par la Presse médicale en 1989, à propos de 63 cas. Une première publication de 36 cas est alors soumise à Annals of Surgery, et acceptée le 11 avril 1989. L'article ne sera publié qu'en janvier 1990, 3 mois après le congrès de l'American College of Surgeon mais 2 mois avant le 2e congrès mondial de chirurgie endoscopique, jumelé au congrès de la SAGES, qui se tient du 15 au 18 mars à Atlanta en Géorgie.

Le programme inclut une session de communications, modérée par John Terblanche (Le Cap) avec des leaders sur la cholécystectomie : Cuschieri (Dundee) présente les différents traitements des calculs biliaires puis Berci (Los Angeles) traite la lithotritie, Reddick (Nashville) montre l'intérêt du laser pour le traitement endoscopique des calculs cholédociens, Perissat (Bordeaux) expose la lithotritie intracorporelle et Dubois (Paris) montre une vidéo de cholécystectomie laparoscopique et rapporte ses résultats de 350 cas avec 4 complications. Dans la discussion, on demande à chacun quand ils ont fait leur première cholécystectomie laparoscopique : Perissat novembre 1988, Reddick septembre 1988, Berci septembre 1989, Cuschieri février 1989, enfin on demande à Dubois assis dans l'assistance : mai 1988 en précisant que c'est Mouret qui a été le premier en 1987. C'est l'explosion ! on parlera de « second french revolution ». Outre l'assistance chirurgicale, les industriels sont présents et comprennent immédiatement le marché potentiel.

Durant l'année 1990, ce ne sont pas moins de 79 articles qui sont référencés sur la cholécystectomie par laparoscopie à la bibliothèque du Congrès aux États-Unis. C'est par lui que la cœlioscopie va se diffuser immédiatement, partout dans le monde et aux autres spécialités non encore concernées. Comme pour la stérilisation tubaire 20 ans plus tôt, c'est l'importante demande des patients qui favorisera son essor encourageant les chirurgiens à se former, les sociétés savantes à mettre en place des évaluations, des formations et des recommandations, les industriels à produire les instruments et les colonnes vidéos, les journalistes à diffuser l'information.

Comme l'écrira Alfred Cuschieri, chirurgien écossais « Jamais on n'a vu une innovation se diffuser si rapidement ». Sa renommée sera mondiale, François Dubois rédigera avec Bruhat le rapport de l'Association française de Chirurgie en 1992 sur « La chirurgie abdomino-pelvienne par cœlioscopie » et sera Président de l'Académie de Chirurgie en 2000[10-13].

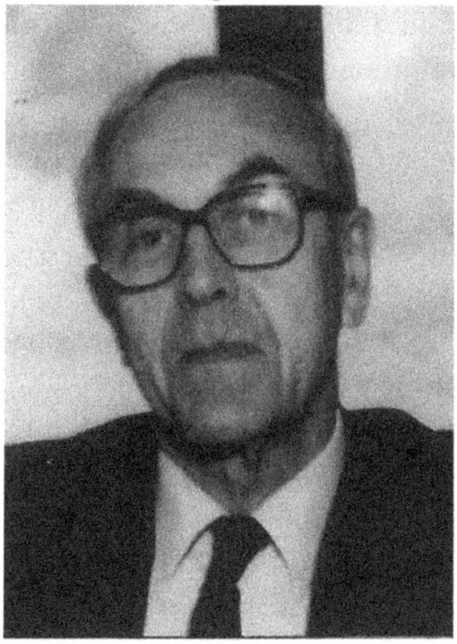

François Dubois
©GS Litynski [13]

Coelioscopic Cholecystectomy

Preliminary Report of 36 Cases

F. DUBOIS, M.D., P. ICARD, M.D., G. BERTHELOT, M.D., and H. LEVARD, M.D.

Intra-abdominal endoscopy, routinely used for gynecologic operations can be extended safely for cholecystectomy in uncomplicated cholelithiasis. Thirty-six patients underwent coelioscopic cholecystectomy with few and only benign complications. The main advantages are cosmetic preservation, reduction of post-operative pain, shortening of hospital stay, and early recovery of a normal activity.

IN THE LAST DECADE, advances in endoscopic equipment have allowed the development of endoscopic surgical treatment for various gynecologic affections.[1,2] Endoscopic appendicectomy has also been reported and sometimes routinely performed.[3,4] Endoscopic abdominal surgery has been extended safely to free peritoneal adhesions.[1,4] We believe that this procedure could

From the Department of Digestive Surgery, Hospital International de l'Université de Paris, Paris, France

The day before the operation an intravenous cholangiogram was performed. It was normal in all patients. None of them had common bile duct calculi, three had cystic stone, and 28 had functional gallbladder.

Technique

All patients were operated on under general anesthesia with endotracheal intubation to allow immediate transi-

Annals of Surgery 1990 ; 211, 1, 60

Jacques Perissat est un autre universitaire français qui prendra une part importante dans le développement et la diffusion de la technique. Son école pratique l'endoscopie digestive et il travaille sur la lithotritie biliaire qui consiste à casser les calculs. Il réalise sa première cholécystectomie laparoscopique après lithotritie en octobre 1988, montrera sa technique au congrès de la SAGES en avril 1989 à Louisville Kentucky, en fait sa videocassette est montrée sur le stand Storz car sa communication a été refusée en session, puis à Erlangen en juin 1989 et c'est vers cette époque qu'il mettra Hans Troidl qui le visite, en relation avec François Dubois. C'est lui qui organisera à Bordeaux le 3e congrès mondial de chirurgie endoscopique en 1992. Enfin, on notera que ce sont JB Mc Kernan, chirurgien traumatologue, et W Saye, gynéco-obstétricien, qui réaliseront la première cholécystectomie laparoscopique aux États-Unis à Atlanta Georgie en juin 1988, suivis en septembre 1988 par EJ Reddick et DO Olsen à Nashville Tennessee, avec une publication confidentielle en mars 1989, qui prônent l'utilisation du laser, rapidement abandonné. Ils montrèrent une vidéo de cholécystectomie par laparoscopie sur un stand en octobre 1989 à l'American College of Surgeons [10-13].

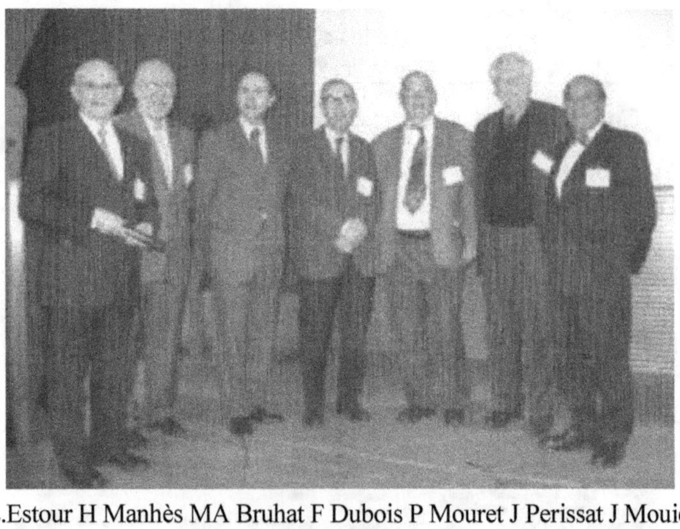

E.Estour H Manhès MA Bruhat F Dubois P Mouret J Perissat J Mouiel
© in G Schlogel Philippe Mouret une (R)évolution par la cœliochirurgie
Sauramps Medical 2017

NOTES

1- Reynolds W. The first laparoscopic cholecystectomy JSLS 2001; 5, 89.

2- Litynski GS. Erich Mühe and the rejection of laparoscopic cholecystectomy (1985): a surgeon ahead of his time. JSLS 1998; 2,341.

3- Blum CA., Adams DB. Who did the first laparoscopic cholecystectomy ? J Min Acc. Surg 2011; 7, 3, 165.

4- Bruhat MA, Manhes H. Treatment of ectopic pregnancy by means of laparoscopy. Fertil and Steril 1980; 33, 4, 411.

5- Henrion R. Eloge de Maurice Antoine Bruhat (1934-2014). Bull Acad Ntle Med 2015 ; 199, 2, 169.

6- Mouret P. Vème anniversaire d'une intervention bizarre. La cholécystectomie endoscopique. J Coeliochir. 1992 ; 1, 12.

7- www.philippemouret.com

8- Schlogel G. Philippe Mouret. Une (R)évolution par la cœlio-chirurgie. Sauramps Medical. Montpellier 2017.

9- Éloge de Philippe Mouret par Jacque Baulieux. Académie nationale de chirurgie 17 décembre 2008.

10- Litynski GS. Mouret, Dubois et Perissat. The laparoscopic breakthrough in Europe (1987-1988) JSLS 1999; 3, 163.

11-Dubois F. L'épopée de la cœlioscopie en chirurgie biliaire. Rev Prat. 2007 ; 57, 2199

12-Dubois F. Coelioscopic cholecystectomy Ann Surg 1990; 211, 1, 60.

13-Litynski GS. Highlights in the history of laparoscopy. Barbara bernert Verlag. Frankfurt/Main 1996.

Le développement en France

Dès la diffusion de l'application à la cholécystectomie, de plus en plus de chirurgiens vont s'approprier la méthode ; cela ne sera pas sans difficulté : écoles et chefs de service refusant l'innovation, plaintes de confrères aux conseils de l'ordre pour pratiques non recommandées, voyant leur patientèle préférer cette voie d'abord, pionniers traités de criminels dans des staffs ou congrès. Une conférence de consensus organisée à Strasbourg du 19 au 21 décembre 1991 valide l'indication de cholécystectomie [1].

La création du « Journal de Cœliochirurgie » par Edmond Estour de Valence, le rédacteur en chef étant Philippe Espalieu de Saint Etienne, en avril 1992, permet de retracer l'essor de la technique. 92 numéros paraitront jusqu'en décembre 2014, grâce aux efforts permanents d'Edmond Estour.

Le premier numéro comporte deux éditoriaux, l'un de Philippe Mouret intitulé « Vème anniversaire d'une intervention bizarre, la cholécystectomie endoscopique », l'autre de Jacques Perissat : « Le cloisonnement de nos activités est tel au sein de chaque spécialité, que pendant plus de 15 ans, les chirurgiens gynécologues ont pu développer les techniques et l'instrumentation de la cœliochirurgie presque à l'insu des chirurgiens généralistes. Heureusement, quelques-uns d'entre eux, encore très polyvalents, ont pu dans les années 87/88 faire sauter les barrières… La cœliochirurgie va vivre une période de turbulence, celle contemporaine de la phase d'apprentissage… La cœliochirurgie avec ses avantages d'esthétique, de confort et de rapide retour à une activité normale devient la chirurgie de routine, celle du XXIe siècle ».

À noter les annonces du 3e congrès mondial de Chirurgie endoscopique à Bordeaux, du 3e videoforum de cœliochirurgie et endoscopie opératoire d'Edmond Estour à Valence et en quatrième de couverture la publicité de Merlin Médical pour l'endo GIA 30, première d'une série d'agrafeuses endoscopiques qui vont transformer la pratique. Le numéro suivant annoncera d'ailleurs le 2e congrès européen de viscérosynthèse.

Dans le deuxième numéro, Pierre Testas rappelle dans son éditorial, qu'il a créé en 1987 avec François Drouard la SFCERO, Société française de Chirurgie endoscopique et Radiologie opératoire, pour le moins prémonitoire, il y a plus de 35 ans… Dans le même numéro, Jean Mouiel annonce la création de l'EAES, European Association of Endoscopic Surgery. Philippe Mouret rédige un article de 9 pages consacré à la technique de la cholécystectomie par cœlioscopie. Sept premières vidéos sont proposées à la vente.

Le numéro suivant rapporte le compte rendu par Jacques Perissat du 3e Congrès mondial de chirurgie endoscopique à Bordeaux du 18 au 20 juin 1992. Le Président honoraire est K Semm, les co-présidents G Berci, M Endo, C Liguory et H Troidl ; on retrouve dans le comité exécutif à côté de Jacques Perissat, G Champault, J Mouiel, A Audebert, R Beillard, D Collet, J Desplantez et E Magne : 2500 participants dont 600 Américains. 190 communications sont consacrées aux voies biliaires, dont 40 à la voie biliaire principale, 40 aux cures de hernies hiatales et gestes gastriques, 40 à la thoracoscopie, 30 aux hernies, 30 à la chirurgie colorectale, 35 aux urgences et 90 aux aspects techniques ou endoscopiques. Dans ce numéro, B Ghavami rapporte 10 cas de cure de hernie hiatale. En décembre 1993 (N° 8), G Champault rapportera une série multicentrique de 940 cas.

Puis c'est l'annonce par Guy Samama du 2e congrès de Chirurgie francophone à Deauville, les 8 et 9 avril 1993. Les réunions spécifiques vont se multiplier en dehors des congrès des Sociétés Savantes : de mars 1996 à janvier 1997, on compte 12 journées, forums ou cours de chirurgie laparoscopique : Estour à Valence, 2 à Bruxelles, Nice ou Paris, une à Lille, Lausanne, Draguignan, Saint-Étienne, Toulouse et Strasbourg. Cela est sans compter avec les démonstrations opératoires en salle d'opération par compagnonnage.

C'est l'époque des pèlerinages, notamment :

- Bully-les-Mines, dans le Pas de Calais près de Lens où Gérard Fromont et Joël Leroy émerveillent par leur simplicité opératoire ; l'établissement sera transformé quelques années plus tard en centre de psychothérapie. Gérard Fromont s'installera à côté à Bois Bernard et Joël Leroy à Lisieux puis à l'IRCAD à Strasbourg.

- Clermont-Ferrand pour écouter l'équipe de Gynécologie de Maurice Antoine Bruhat et ses assistants Gérard Mage, Jean Luc Pouly, Michel Canis, Arnaud Wattiez et y passer le DU d'endoscopie opératoire. En effet, à cette époque, seuls les gynécologues détiennent les clés de la pratique ; Bruhat avait publié avec Hubert Manhes les 36 premiers cas de traitement conservateur de la grossesse extra-utérine en 1977, créé en 1984 le DU d'endoscopie opératoire puis en 1990 le CICE (Centre International de Chirurgie endoscopique). Il sera fait grand-croix de la Légion d'honneur [2].

L'enthousiasme général va être ralenti par deux évènements :

L'éditorial « Halte au feu » d'Edmond Estour, en septembre 1993, est consacré aux plaies des gros vaisseaux par mise en place du premier trocart, complications souvent mortelles. À cette époque, on ne retrouve dans la littérature internationale que 22 articles s'intéressant aux complications de la cœlioscopie, dont 9 écrits par des médecins français gynécologues ou s'intéressant à la tuberculose. Un article relate une enquête portant sur 100 000 laparoscopies ne met pas particulièrement en exergue cette complication [3]. Une nouvelle technique introduite par Hasson en 1971 suggérait que le geste n'était pas si anodin [4]. Mais l'importante diffusion récente de la technique expose à ces complications gravissimes dont on a des échos dans les couloirs des congrès. Les articles de C Chapron à partir de 1997 vont permettre de mettre en place des recommandations [5, 6]. Sous l'impulsion de la FCVD, organisme de gestion des risques des chirurgiens viscéraux et digestifs en 2012, la Haute Autorité de Santé validera une Solution Sécurité Patient sur le sujet en mai 2016 [7].

Fin 1993, survient une nouvelle alerte. Bruno Desrousseaux, expert reconnu, chef de service à l'Institut Catholique de Lille, a communiqué à Rouen au 7e congrès de la Société française de Chirurgie Digestive deux cas de nodules de perméation après exérèses pour cancer ; il s'agit de greffes tumorales sur les orifices de trocart. Il publie [8] ; d'autres auteurs à l'étranger rapportent des cas similaires. Le journal fait le point en juin 1994. L'Agence Nationale pour le Développement de l'Évaluation médicale (ANDEM), ancêtre de l'HAS, se saisit de l'affaire et proscrit l'abord cœlioscopique pour les cancers, en dehors d'études contrôlées [9]. Dix ans plus tard, en avril 2005, l'HAS publiera son rapport « Cœlioscopie en chirurgie du cancer colorectal » : elle juge qu'il n'y a pas de différence entre laparotomie et cœlioscopie en termes de résultats à long terme et de sécurité. En février 2008, dans le guide commun entre l'HAS et l'INCA, Institut National du Cancer, sur le cancer colorectal, le sujet n'est plus abordé. Pourtant, 30 ans plus tard en 2023, la Sécurité sociale dans sa nomenclature des actes médicaux (CCAM) réserve encore les colectomies à la pathologie bénigne… Heureusement pour les patients, les chirurgiens et les dernières écoles réfractaires avec leur expérience et les résultats des études ont depuis longtemps passé outre.

En 1994, malgré ces préoccupations, on s'organise.

Le club des 40 né au décours du congrès mondial de Bordeaux de 1992 se transforme en Fondation pour le développement de la chirurgie laparoscopique (FDCL) et fusionne avec la SFCERO pour donner la SFCE, Société française de Chirurgie endoscopique, dont le siège social est chez Pierre Testas à Bicêtre. Le premier Conseil d'Administration se tient le 11 novembre et comprend 36 membres. Le président est Philippe Mouret, secrétaire général Jacques Perissat, avec Jean Louis Dulucq, Georges Begin, Jacques Domergue. Les présidents seront successivement Jacques Perissat, Jean Mouiel, Jacques Domergue, Brice Gayet, Jean Michel Fabre, Eric Magne et Alain Valverde.

C'est également la naissance de l'IRCAD (Institut de Recherche pour les Cancers de l'Appareil Digestif) à Strasbourg par Jacques Marescaux. Le centre qui se concentre sur la formation avec des cours théoriques et pratiques et sur les innovations technologiques par les meilleurs experts internationaux va progressivement avoir un impact mondial.

- 2000, création d'une université virtuelle gratuite, WebSurg avec 6000 vidéos et 430 000 chirurgiens ;

- 2001, c'est l'opération Lindbergh. Jacques Marescaux opère depuis New York une patiente située à Strasbourg pour une cholécystectomie. La performance est autant technologique que chirurgicale. L'impact est mondial.

- 2007, première intervention NOTES, Natural Orifice Trans Endoscopic Surgery, une cholécystectomie par voie endoscopique avec extraction vaginale reproduisant le concept de Ott.

- 2011, création de l'IHU, Institut Hospitalo Universitaire, inauguré en 2016, justifiant une extension de la structure en 2014 puis en 2021.

- 2011 création de la formation BEST, Business Engineering and Surgical Technologies.

- 2014, création du DU d'endoscopie chirurgicale, dirigé par Silvana Perretta, il reste en 2023 le seul DU ouvert aux chirurgiens français, alors que dans de nombreux pays étrangers cette formation est obligatoire pour les chirurgiens.

- Parallèlement, l'IRCAD s'étend à l'international : Taïwan en 2008, Sao Paulo en 2011, Rio de Janeiro en 2017, Beyrouth en 2019, Kigali en 2022. Sont programmés deux nouveaux centres : l'un en Chine et l'autre aux États-Unis.

1994 voit la création de la chirurgie bariatrique en Europe. Si elle était régulièrement pratiquée aux États-Unis par laparotomie pour des cerclages ou agrafages gastriques et des dérivations intestinales, elle restait anecdotique et confidentielle en Europe. Lubomyr Kuzmak, chirurgien ukrainien émigré aux États-Unis mettait des anneaux non ajustables puis ajustables depuis 1983 par laparotomie. Il publiera 311 cas en 1991 [10]. En 1985 le suédois Peter Forsell crée et dépose le brevet du Swedish Adjustable Gastric Band (SAGB) et fait connaitre son produit en 1992 qui semble tout à fait adapté à la cœlioscopie. Mikitu Belachew à Liège et Guy Bernard Cadière à Bruxelles se saisissent du concept et font les premières poses par cœlioscopie en 1992 et 1993. La pose est facile, le procédé peu agressif sans agression tissulaire, la demande importante. La diffusion est majeure et rapide. La chirurgie bariatrique va s'imposer durablement comme une activité majeure en chirurgie viscérale. Le nombre d'interventions par an en France va passer de 2700 en 1997 à 59 300 en 2016 [11], pour une population d'obèses multipliée par 3 entre 1981 et 2020. Quel destin pour Mikitu Belachew, éthiopien ayant quitté son village à 12 ans pour faire ses études à Addis Abeba payées par un couple britannique en échange de travaux domestiques. À 21 ans, il obtient une bourse et part faire ses études à Liège sans parler un mot de belge et découvrir un climat différent.

Enfin, en avril 1994, c'est le 4e Congrès mondial de Chirurgie endoscopique à Kyoto. Jean Claude Boulez et Abe Fingerhut présentent respectivement 274 et 101 colectomies.

C'est en 1995 qu'apparaissent la scission, les clubs et les grandes séries.

Il n'a pas échappé aux chirurgiens du nord de la France que la gouvernance de la SFCE a été trustée par les chirurgiens du sud. Reproduisant le principe du petit village gaulois, Gérard Champault crée la SFCL : Société française de Chirurgie laparoscopique. Excellent organisateur de Congrès en France et à l'étranger, très investi dans des congrès européens, secrétaire général de l'Association française de Chirurgie, il annonce avec Christian Meyer les premières « Actualités en chirurgie laparoscopique » pour janvier 1996. Cette concurrence va participer à l'émulation ambiante, les uns participants aux réunions des autres. La SFCL perdurera jusqu'en 2011.

Comme si les multiples réunions ne suffisaient pas, se créent des clubs dans lesquels on peut échanger des détails techniques, des informations sur les nouveaux matériels, l'émergence de nouvelles équipes et mettre son expérience en commun. Le Grecco dans l'ouest, l'aclavine dans l'est, secondairement le Club Hernie fondé par Jean François Gillion qui avec son registre et ses publications internationales restaurera l'école française de chirurgie pariétale, qui avait été très régulièrement invitée dans les grands congrès américains à l'époque des Rives, Stoppa et Chevrel. Ce Club Hernie sera à l'origine de la création de la Société française de Chirurgie pariétale (SFCP). Le club le plus emblématique restera le Club Coelio. Fondé par Bernard Bokobza en 1995 avec la complicité de Jean Marie Robin qui travaille chez Tyco devenu depuis Medtronic, il va compter une dizaine de membres puis augmentant progrèssivement, limité à 50 chirurgiens français mais aussi des Belges et un Allemand. Les premières réunions se tiennent dans des cafés puis en marge dans des congrès à Deauville, puis structurées sous forme de week-end puis de voyages de travail : d'abord à la Mayo clinic puis Cuba, suivront la Sicile, Naples, Venise-Dubrovnik, Berlin, Saint-Pétersbourg, l'Andalousie, le Portugal, le Maroc, l'Égypte, la Turquie, la Chine, l'Afrique du Sud mais aussi Albi, Poitiers, Sarlat, Avignon… Il s'agit de mettre en commun ses expériences et de participer à l'évaluation des techniques cœlioscopiques. 23 publications réalisées dans le cadre du Club coelio sont référencées dans la littérature internationale, coordonnées par Philippe Hauters, Hubert Johanet, Jean Closset et d'autres membres du club. Les membres du club sont invités à communiquer ou modérer des sessions par l'Association française de Chirurgie, la Société française de Chirurgie Digestive, la Société française de Chirurgie endoscopique. En 2000, le Club crée son congrès annuel, rassemblant en moyenne une centaine de participants, présidé par un chirurgien universitaire. L'ambiance y est conviviale et parfois cash lors de discussions techniques. Le premier congrès se tient à Lomme, organisé par Bruno Desrousseaux puis ce sera Paris, Bruxelles, Lille, Orléans, La Rochelle, Bordeaux, Mons, Lyon, Rennes… Les présidents du Club seront successivement Bernard Bokobza, Bernard Detruit, Philippe Hauters, Eric Magne, Constantin Zaranis, Alain Valverde, Philipe Malvaux, Arnauld Bellouard, Arnaud Piquard.

Le Journal de cœliochirurgie commence à rapporter des expériences multicentriques : 9697 appendicectomies rapportées par 19 chirurgiens, dont 2 universitaires, expliquant leurs techniques, 8 équipes, dont 6 universitaires, rapportant leurs techniques de cure de reflux gastro-œsophagien, 21 équipes, dont 2 universitaires, rapportent leurs aspects techniques pour 9221 cures de hernies de l'aine. Marc Papillon précise la sienne pour l'exérèse des cancers du rectum. Puis ce sera au cours des années, l'extension progressive du domaine de la cœlioscopie : la gastrectomie totale (N° 18) la cure de mégaœsophage par Denis Collet et les premières hépatectomies par Cristiano Huscher en 1996, les œsophagectomies par Guy Bernard Cadière en 1998, 2002 et 2003, la spléno-pancréatectomie gauche par Santiago Azagra et les premières interventions robotiques, débutées dès 1997 par Cadière en 2000, la duodénopancréatectomie céphalique pour 37 cas par Huscher en 2003, en 2004 la pneumonectomie gauche (N° 51) et le Bypass en

Y, Jacques Himpens à propos de 1000 cas, la cure d'anévrysme de l'aorte abdominale en 2005 par Marc Coggia.

En 1998, ce ne sont pas moins de 52 congrès, sessions de formation, réunions qui seront proposées dont le congrès mondial à Rome, le congrès annuel de l'American College of Surgeons organisé chaque année en alternance à Chicago, La Nouvelle-Orléans, San Francisco et Miami et les 100 000 K, les plus gros opérateurs, organisés chaque année par Ethicon à Saint-Pétersbourg, Istanbul, Ouarzazate entre autres.

Les interrogations concernant la cœlioscopie pour cancer vont progressivement être levées : Jean Louis Le Calvé et Gérard Trebuchet de Cesson Sévigné rapportent en 2002, 929 exérèses colorectales depuis 1992 dont 20 % pour cancer du rectum : 79 % sont faites par cœlioscopie avec 7 % de conversions en laparotomie. La mortalité est de 1,1 %, le taux de complications est de 14 % pour les colons, 28 % pour les rectums dont 5,4 % de fistules et 0,8 % de saignements. Surtout les résultats à long terme sont tout à fait satisfaisants. Santiago Azagra au Luxembourg publie des résultats tout à fait comparables début 2003 sur 582 cas depuis 1990. Fin 2001, les données de la Sécurité sociale (PMSI) montrent qu'en 1992, 1,6 % des colectomies pour sigmoïdite étaient réalisées par cœlioscopie, ce sera 29 % en 1995. Globalement en 1999 (PMSI), la chirurgie colorectale représente 4,84 % des laparoscopies réalisées, le cancer colorectal est opéré par cœlioscopie dans 7,4 % des cas. Une enquête réalisée sur 15 jours en septembre 2001 par la SFCE, montre que 1547 laparoscopies ont été réalisées dont 33 % de voies biliaires (dont cholécystectomies), 22,6 % de hernies, 18 % d'appendicectomies, 7,2 % de bariatrique, 6 % de colorectal, 5 % de reflux gastro-œsophagien, 2,9 % d'urgences. Une enquête en mars 2002 montre que les aspects techniques sur la réalisation du pneumopéritoine ne font pas consensus : 65,9 % des chirurgiens utilisent une aiguille de veress (dont 2/3 réutilisable), 58 % la placent dans l'ombilic, 37 % dans la partie gauche haute de l'abdomen, 48 % font un test de vérification à l'air, 16 % à l'eau ; 11,6 % font un contrôle sur les pressions de l'insufflateur. 54 % utilisent un trocart à usage unique, 45 % un trocart réutilisable. Une nouvelle enquête sera menée en décembre 2011 : 60 % placent l'aiguille de veress dans la partie gauche haute de l'abdomen, 15 % au niveau de l'ombilic, 20 % utilisent une open-coelio, 3,5 % la mise en place directe du trocart sans pneumopéritoine.

L'année 2006 est marquée par des recommandations consensuelles et les créations de la FCVD et de la SOFFCO.

En juillet 2006 paraissent dans les Annales de Chirurgie « Chirurgie laparoscopique : les recommandations des sociétés savantes spécialisées en 2006 : SFCE-SFCL » rédigées par G Champault, B Descottes, JL Dulucq, JM Fabre, G Fourtanier, B Gayet, H Johanet, et G Samama sur les appendicectomies, hernies de l'aine, éventrations, cancers digestifs, obésité morbide [12].

Cette même année est créée la Fédération de Chirurgie Viscérale et Digestive (FCVD) par Bertrand Millat, Alain Deleuze, Philippe Breil, Jean François Gravié, Hubert Johanet et Corinne Vons. L'ordonnance Juppé du 24 avril 1996 a créé l'accréditation pour les établissements de soins ; l'état crée l'Agence Nationale d'Accréditation et d'Évaluation en Santé (ANAES) qui succède à l'ANDEM, et les Agences Régionales d'Hospitalisation, plus tard les ARS. Secondairement, on parlera de certification pour les établissements car l'HAS, Haute Autorité de Santé, qui a succédé à l'ANAES en 2005, est en charge par un décret de juillet 2006 de l'Accréditation des médecins des spécialités à risque. En effet, la création de la loi Kouchner en 2002 provoque une nette augmentation des plaintes et réclamations contre les médecins et les tarifs des assurances des médecins à risque deviennent intenables. L'idée est d'inculquer la culture de gestion des risques contre un remboursement par la Sécurité sociale d'une partie (qui peut dépasser 50 %) de la prime de responsabilité civile professionnelle. Les chirurgiens découvrent de nouveaux horizons en échangeant avec des pilotes de ligne… La FCVD établit des recommandations sur les « Risques associés à la création du pneumopéritoine » publiées en 2012 [13] et reprise par la HAS en 2016 dans ses Solutions Sécurité Patient, puis les chiffres montrant que les plaies des voies biliaires sont plus fréquentes par cœlioscopie que par laparotomie, en 2014 un texte sur « Gestion des risques des plaies des voies biliaires associées à la cholécystectomie » [14] ; des sessions de formation seront réalisées puis un e-learning rendu obligatoire.

L'essor de la chirurgie bariatrique conduit à la publication d'un numéro spécial obésité chaque année depuis 2001 et à la création de la SOFFCO, Société française et francophone de Chirurgie de l'Obésité.

Avec les années vient le temps des honneurs : Philippe Mouret reçoit le prix Honda, Edmond Estour et Santiago Azagra sont membres d'honneur de l'Association française de Chirurgie, Joël Leroy est honoré par la SAGES, mais aussi la disparition de quelques pionniers : Gérard Trebuchet (2003), Georges Begin et Philippe Mouret (2008), Bernard Descottes (2009), Joël Leroy (2023).

L'abord cœlioscopique s'étant banalisé, les techniques précisées et évaluées, les indications sériées, le journal trimestriel – qui apportait des informations, des points techniques, des résultats et discussions sans avoir de prétention scientifique – cessera de paraitre en décembre 2014. Edmond Estour a fait don de l'ensemble des numéros à l'Académie Nationale de Chirurgie.

En 2022, l'abord cœlioscopique représente 62,03 % des interventions de chirurgie digestive selon les données de la Sécurité sociale (PMSI 2022).

Gestes	Totaux	par cœlioscopie	%
Hernies inguinales	146 289	70 470	48,1 %
Hernies antérieures, Éventrations	105 789	17 985	17 %
Ablation vésicule biliaire	119 741	112 956	94,3 %
Hépatectomies	8 832	3 390	38,4 %
Chirurgie de l'obésité	40 761	40 608	99,6 %
Cures de hernie hiatale	13 493	12 738	94,4 %
Résections œso-gastriques	6 265	2 750	43,9 %
Résections colo-rectales	65 562	36 503	55,6 %
Appendicectomies	60 610	54 564	90 %
Totaux	567 342	351 964	62,03 %

Selon les mêmes sources et pour la même année, le taux est de 79,5 % (avec ou sans assistance robotique) en urologie : 82,9 % pour les prostatectomies, 78,8 % pour les néphrectomies partielles, 71,5 % pour les néphrectomies totales.

NOTES

1- Cholécystectomie par cœlioscopie : Conférence de Consensus (Strasbourg - décembre 1991). Sem Hop Paris 1992 ; 68, 403.

2- Henrion R Eloge de Maurice Antoine Bruhat. Bull Acad Natle Med 2015 ; 199, 169.

3- Mintz M J Reprod Med 1977; 18, 169.

4- Hasson HM JGOG 1971 ;110, 886.

5- Chapron CM J Am Coll Surg 1997; 185, 461.

6- Pierre F Initial access for laparosopic gynecologic surgery. French Society of endoscopic gynecology,International Society of pelvic surgery and the national college of french gynecologists-obstetricians. J Gynecol Obstet Biol Reprod 2000 ; 29, 8.

7- FCVD Risques associés à la création du pneumopéritoine. J Visc 2012 ; 149, S2, 1.

8- Desrousseaux B. Ann Chir 1994 ; 48, 886.

9- ANDEM Évaluations des méthodes cœlioscopiques en chirurgie digestive et gynécologiques. Ann Chir 1995 ; 49, 83.

10- Kuzmak L Obes Surg 1991 ; 1, 403.

11- Drees 2018

12- Champault G Ann Chir 2006 ; 131, 415.

13- FCVD Risques associés à la création du pneumopéritoine. J Visc Chir 2012, 149, S2.

14- FCVD Gestion des risques des plaies des voies biliaires associées à la cholécystectomie. J Visc Surg 2014 ; 151, 241.

Vesale, Harvey, Volta, Bozzini, Wells, Semmelweis, Semm, Nezhat, Mouret ont tous été des acteurs majeurs de cette histoire et l'objet de vives critiques chacun à leur époque. Walton Lillehei, grand chirurgien cardiaque américain, a très bien résumé en 1995, les critiques habituelles et encore actuelles apportées aux innovations et aux différents stades de la recherche clinique.[1]

- au stade du concept : ça ne marchera pas, ça a déjà été essayé

- au stade de la recherche expérimentale chez l'animal : ça ne marchera pas chez l'homme

- après un succès clinique chez un patient : chanceux, ce patient nécessitait-il ce traitement ?

- après plusieurs succès cliniques : hautement expérimental, trop risqué, immoral, pas éthique ; j'ai entendu qu'il y avait eu un certain nombre de morts non rapportés.

- après plus d'une dizaine de succès : c'est pour des cas très sélectionnés, fallait-il les opérer ?

- après une série clinique consistante : leurs résultats n'ont pas été reproduits ailleurs, j'ai entendu qu'il y avait plusieurs décès tardifs

- à l'étape finale : vous voyez, c'est une idée très astucieuse ; une solution très efficace pour un problème difficile ; je l'avais prédit ; en fait, j'avais eu la même idée ; on n'avait rien publié, on ne disposait pas de vos moyens.

Si l'avènement de la laparoscopie a été lent, son appropriation par les chirurgiens et les patients, comme pour l'aspirine, a été immédiate partout dans le monde et pour les étages abdominal et thoracique. Elle n'est pas passée par toutes ces étapes de recherche clinique. Cela ne n'a pas empêché les pionniers d'être traités de criminels ou poursuivis devant le Conseil de l'Ordre, alors que les patients avaient des suites opératoires bien meilleures, les mêmes accusateurs rappelant quelques années plus tard qu'ils les avaient encouragés…

Ainsi vont la science et la médecine.

NOTES

1- Lillehei CW. New ideas and their acceptance. J Heart Valve Dis. 1995 ; 4, S2, 106.

L'HISTOIRE NE S'ARRÊTE JAMAIS

Trente ans après la généralisation de l'abord laparoscopique, cette façon d'opérer reste majoritaire par rapport aux interventions classiques qui n'ont pas disparu, soit pour des questions d'indications (très volumineuses tumeurs, certaines transplantations d'organe, traumatismes, actes complexes…), soit parce que des chirurgiens n'ont pas encore acquis la formation, dans certaines régions en France plus de 40 % des ablations du colon sont encore faites par voie conventionnelles.

Mais les chirurgiens n'ont de cesse de vouloir améliorer la prise en charge de leurs patients. Sont intervenus depuis trois éléments :

- le concept de réhabilitation améliorée par une prise en charge multimodale, développée par Henrik Kehlet, chirurgien danois, qui démontre qu'en favorisant les abords mini-invasifs, utilisant des anesthésies locorégionales si possible, supprimant les morphiniques, les drainages, prévenant les nausées et vomissements, réalimentant et levant les patients précocement, régulant les perfusions, on diminue les complications et réduit les durées d'hospitalisation. Cela va conduire à la chirurgie ambulatoire y compris pour des chirurgies lourdes comme les prothèses articulaires, gastrectomies, colectomies.

- le développement des abords moins intrusifs, comme le traitement des calculs urinaires par voie endoscopique ou la mise en place des stents coronariens par voie endovasculaire, une simple ponction, deuxième intervention la plus fréquente en France après la cataracte, réduisant la chirurgie cardiaque à la portion congrue, ou les radiologues neurovasculaires qui ont révolutionné le traitement et le pronostic des accidents vasculaires cérébraux. Le traitement de la technique par un médecin à distance du patient est en évaluation.

- le développement des robots qui permet une meilleure vision, une chirurgie plus précise, réduisant encore les durées d'hospitalisation et accessoirement un meilleur confort du chirurgien qu'au passage il note, lui permettant de s'évaluer. Des robots endovasculaires qui vont directement trouver leur cible sont déjà en application.

L'avenir se dessine : la chirurgie sans incision avec les agents ou le domaine des ondes. Les ultrasons à haute intensité sont d'ores et déjà validés ou en évaluation dans de nombreuses indications : fibromes utérins, cancers de prostate, varices, valves cardiaques, nodules thyroïdiens, etc. C'est aussi la radiofréquence pour des nodules hépatiques ou thyroïdiens, la cryochirurgie est également en évaluation.

Il y aura bien d'autres histoires à raconter liant chercheurs, praticiens et industriels.

Table des matières

Structures éditoriales du groupe L'Harmattan

L'Harmattan Italie
Via degli Artisti, 15
10124 Torino
harmattan.italia@gmail.com

L'Harmattan Hongrie
Kossuth l. u. 14-16.
1053 Budapest
harmattan@harmattan.hu

L'Harmattan Sénégal
10 VDN SICAP AMITIE 3
BP 45034 Dakar-Fann
direction@senharmattan.com

L'Harmattan Cameroun
Tsinga/Derrière polyclinique FECAFOOT
BP 11486 Yaoundé
Jacques.koukam@harmattan.fr

L'Harmattan Burkina Faso
Villa 281, secteur 23 623, rue 14.32
Ouagadougou
zagbie@outlook.fr

L'Harmattan Guinée
Almamya, rue KA 028 OKB Agency
BP 3470 Conakry
harmattanguinee@yahoo.fr

L'Harmattan RDC
185, avenue Nyangwe
Commune de Lingwala - Kinshasa
matangilamusadila@yahoo.fr

L'Harmattan Congo
219, avenue Nelson Mandela
BP 2874 Brazzaville
deunovmikhael@gmail.com

L'Harmattan Mali
Immeuble Mgr Jean Marie Cissé
Aci Hamadallaye
BP 145 Bamako
syllaka@yahoo.fr

L'Harmattan Togo
Djidjole - Maison Amela
face EPP BATOME
02 BP 20680 Lomé
didieramela11@gmail.com

L'Harmattan Côte d'Ivoire
Résidence Karl - Cité des Arts
Abidjan-Cocody
03 BP 1588 Abidjan
harmattan.ivoire@gmail.com

L'Harmattan Bénin
Rue 604, (Immeuble à l'entrée
de la rue UCAO- Cite de Saint-Jean)
Cotonou
stepcorpus@gmail.com

Nos librairies en France

Librairie internationale
16, rue des Écoles
75005 Paris
librairie.internationale@harmattan.fr
01 40 46 79 11
www.librairieharmattan.com

Librairie des savoirs
21, rue des Écoles
75005 Paris
librairie.sh@harmattan.fr
01 46 34 13 71
www.librairieharmattansh.com

www.ingramcontent.com/pod-product-compliance
Lightning Source LLC
LaVergne TN
LVHW021222061026
849535LV00008B/2878